「怒らない体」のつくり方

自律神経を整えるイライラ解消プログラム

小林弘幸

祥伝社

「怒らない体」のつくり方

はじめに

江戸時代に儒教学者貝原益軒《かいばらえきけん》によって書かれた『養生訓《ようじょうくん》』（岩波文庫『養生訓・和俗童子訓』）という、健康本の元祖のような本があります。

そこにはさまざまな健康法が登場します。たとえば、熱い風呂には入るな、消化剤を飲んで暴飲暴食をするな、晩御飯を軽くしろなど、今読んでもためになることが書かれています。

その貝原益軒がとくに強調したのは、怒りと欲が体に一番悪いという点でした。

「怒《ど》と慾《よく》との二、尤《もっとも》徳をやぶり、生をそこなふ。忿《いかり》を懲《こら》し、慾を塞《ふさ》ぐは易の戒《いましめ》なり。忿《いかり》は陽《よう》に属す。火のもゆるが如し。人の心を乱し、元気をそこなふは忿《いかり》なり。おさえて忍ぶべし（怒りと欲の二つはもっとも徳を傷つけ、生を損《そこ》なう。怒りを抑え、欲を我慢するのは『易経』の戒めである。怒りは陽に属す。火の燃えるようである。人の心を乱し、元気を損なうのは怒りである。おさえてこらえなければならない）」（カッコ内は引用者訳）

怒りは元気を損なう。つまり、怒りこそ健康を蝕《むしば》む元凶だということです。

それから300年を経て、現代の日本において、怒りがどれだけ体に悪いのかを、私は医学的に検証しようと思い立ちました。


怒りと聞くと、多くの人は「私はそんなに怒ってない」と思うかもしれません。確かに日本人はおとなしい民族だといわれますし、会社ではどんなに理不尽な要求をされても我慢する人は多いでしょう。

「仕事のできない部下に怒ったらやる気をなくしてしまうから、怒るに怒れないんだ」という嘆きも聞こえてきそうです。

しかし、**怒りとは、激怒だけを意味するのではありません。**

コンビニのレジの会計で待たされて**「イラッ」としたり、**レストランで注文を間違えられて**ムカムカしたり、**それも小さいですが怒りです。**怒りたくても我慢したとき、そこから生まれる苛立《いらだ》ちや諦《あきら》めも怒りのひとつです。**

そういう小さな怒りが積み重なると、心は乱れ、元気を損なっていくのです。

この状態を現代の医学用語で説明するなら、「自律神経が乱れている」といいます。

自律神経とは、体のさまざまな機能を担《にな》う神経です。

呼吸をするのも汗をかくのも、体に血液を循環させているのも自律神経です。さらにいうと、心臓を動かしているのも体温を調節するのも自律神経です。自分では意識しても動かせない部分を動かすのが、自律神経だと考えてください。

自律神経はつねに安定しているのではなく、ちょっとしたことで乱れます。

自分ではうまくコントロールしているはずのイライラやムカムカも、自律神経を大いに乱します。その結果、**血液がドロドロになって動脈硬化を招いたり、老化を招いたり、短命になる原因をつくりだしている**のです。

もし、皆さんが**疲れやすかったり、便秘をしがちなら、それも怒りが原因で自律神経が乱れているから**と考えられます。

ただし、誤解しないでいただきたいのですが、**怒りをなくすことはできません。**

私自身、日常生活でイラッときたり、ムカムカする体験は数えきれないほどしています。それでも健康でいられるのは、**いかに小さな怒りを大きな怒りに結びつけないか、いかに小さな怒りを瞬時に解消するかを知っているからです。**

本書では、日頃私が実践している、**怒りをコントロールする方法**をお教えします。自律神経を測る装置により、私が実践してきた方法が、実際に自律神経の乱れを治すことも証明されています。

おだやかな人間であろうと、ひたすら自分を抑えたり、好きでもない相手を好きになろうとしたり、写経で心を落ち着けたりしている人もいるでしょう。しかし、それでは怒りで乱れた自律神経はコントロールできません。これからは、もっと科学的に、合理的に怒りとつきあっていくべきだからです。

まず怒りの正体を医学的にご説明したうえで、怒りのコントロール法をお話ししていきたいと思います。

第2章では、「怒りの生じる条件」について触れます。

第3章では、「怒りが健康に及ぼす恐ろしさ」をお話しします。

そして第4章、第5章、第6章で、イライラしない体をつくるメンテナンス法や、怒りを遠ざけ、怒りを大きくしないコントロール法をお伝えします。

本書をお読みになって、怒りがもたらす自律神経の乱れは、メンタル、仕事、人間関係、健康……と多岐に影響を及ぼし、あなたの人生を変えてしまうほどの力を持っていることに改めてお気づきになるでしょう。

本書が、皆さんが怒りをコントロールしながら、長生きできる健康体を手に入れられる手助けになれば幸いです。

正しく適切なスキルを身に付けさえすれば、人は必ず変われます。

では、まず次のページのチェックリストから始めてみましょう。

２０１４年２月

小林弘幸《こばやしひろゆき》

今のあなたは怒りやすい？

あなたの「自律神経バランス」と「怒り」の状態をチェック

自律神経のバランスは、「怒り」が原因で崩れます。

怒りや自律神経は、自分で思っているのと違う状態であることがよくあります。リラックスしていると思っていてもストレスがかかっていたり、怒りをためやすい状態になっていることもあるのです。

次の問診リスト（チェックリスト）で、あなたの状態をチェックしてみましょう。

この問診内容は、自律神経測定のデータをもとに作成していますので、今のあなたの自律神経バランスと怒りの状態を把握することができます。

［図1］

今のあなたの自律神経バランスは？

各設問に関し、AB、A、B、－ABで当てはまるものを選んでください。

設問	AB	A	B	－AB
Q1 寝つきは	よい。横になったらすぐに眠れる	よいが、しっかり寝ても昼間は眠い	悪い。寝付けない	悪く、寝ても途中で目が覚める
Q2 仕事や家事、勉強に	やりがいを感じる	やる気が出ない	できないことを考えると不安なので取り組む	取り組むが、体がついていかない
Q3 食欲は	時間がくるとお腹が減り、おいしく食べられる	すぐにお腹が減って、お腹が鳴る	仕事などに集中していると、お腹が減らない	食べたくない、または食べるのをやめられない
Q4 食後は	胃もたれなどほとんどしない	すぐにお腹が減る	胃もたれする	食事の前後に胃が痛くなる
Q5 解決しなければならないことは	すぐに考えがまとまり行動できる	考えがまとまらない	考えすぎて不安になる	集中できず、やる気が起こらない
Q6 日々の疲れは	眠ればリセットできる	すぐ眠くなり、昼間もだるい	抜けにくいが、仕事になると頑張れる	何をするにも億劫
Q7 ストレスは	仕事では感じるが家でリセット	感じない。ぼーっとしていることが多い	1日中、心がほぐれない	強い不安があったり、考えるのが嫌で眠くなる
Q8 手足の冷えは	感じない	感じないが、ぽかぽかして眠くなることがある	湯上がりでも少し経つと冷える	眠れないほど冷える。顔色が悪い
Q9 体重は	変動しない	食べすぎで太りやすい	ストレスで太りやすい	1年で5キロ以上増えた
Q10 幸せ感は	心身ともに幸せを感じる	どちらかといえば幸せ	刺激を受けることで充実感を覚える	漠然とした不安を感じ、憂鬱
	AB＝　　個	A＝　　個	B＝　　個	－AB＝　　個

ABはAとB両方1つずつ加算。－ABはAとB両方1つずつ減算。AとBの合計を出してください。Aは副交感神経、Bは交感神経の働いている状態を表わしています

A＝	個
B＝	個

診断結果は次ページに

診断結果――病気になりやすい人、怒りをためやすい人

Ａは副交感神経、Ｂは交感神経の働きを表わします。
交感神経と副交感神経のバランスには、大きく分けて４つのパターンがあります。

①交感神経と副交感神経がともに高い
②交感神経が高く、副交感神経が極度に低い
③交感神経が低く、副交感神経が極度に高い
④交感神経と副交感神経がともに低い

交感神経と副交感神経はともに40～60％が望ましいバランスで、このバランスのときは、程よいリラックスと緊張感が保て、意欲的で、集中力も適度にある状態です。

また、交感神経と副交感神経の数値を足した、自律神経の活動量（トータルパワー）

［図2］

今のあなたは「怒りやすい」？

——自律神経バランス診断結果——

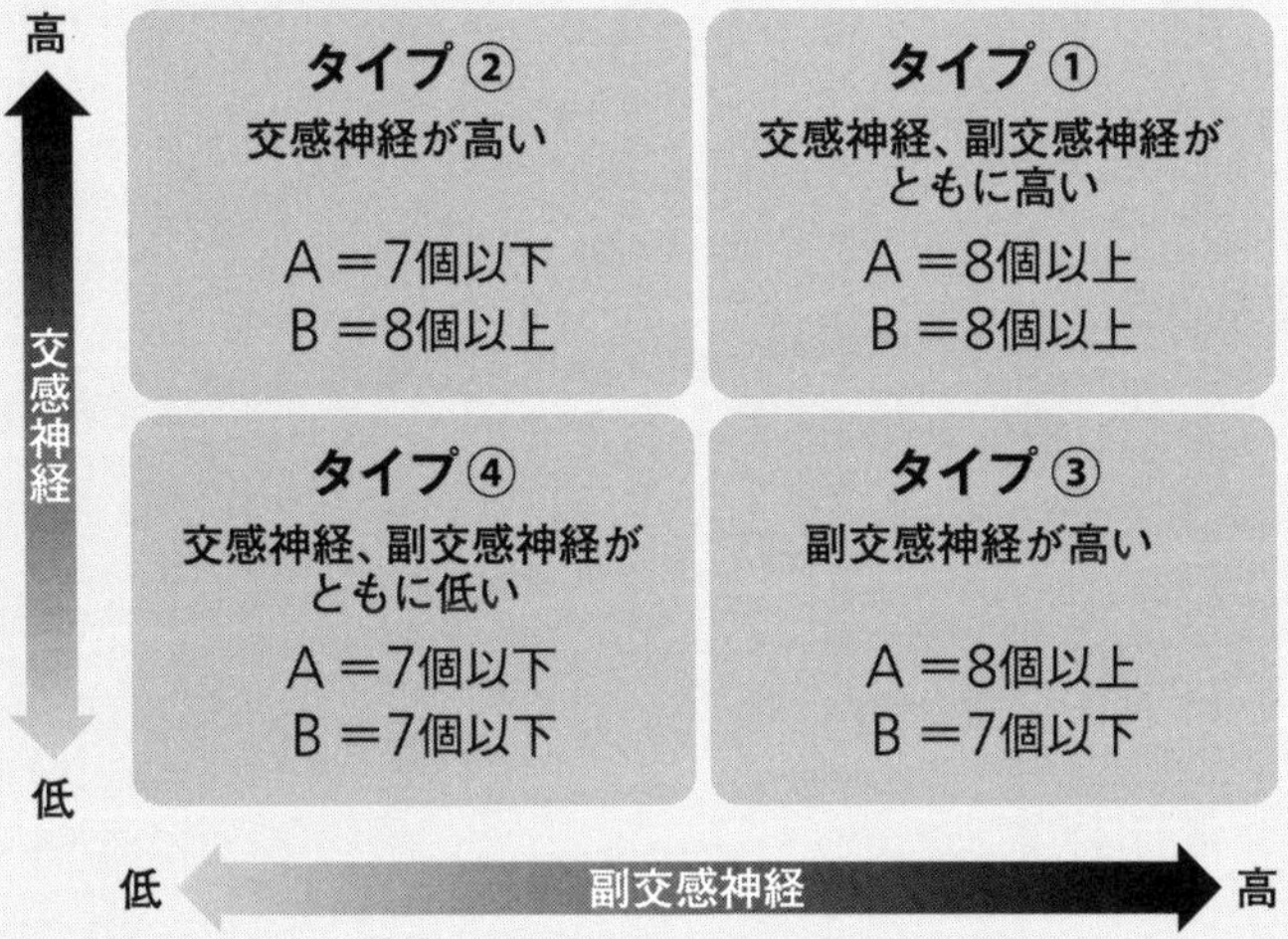

タイプ①…心身ともに良好な状態。怒りを感じにくい。

タイプ②…ストレスなどで心身が緊張している状態。
気づかぬうちに怒りをため込んでいる可能性も。

タイプ③…気力の減退を感じやすい状態。
くよくよするような怒りやストレスを感じやすい。

タイプ④…自律神経のトータルパワーが低く、体の不調を感じる状態。
疲れがたまっているので、オーバーワークは避けること。

も大切です（詳細は43ページ）。トータルパワーが低いときは、慢性的な疲れが残っているので、ハードワークを避ける必要があります。

では、チェックリストの診断結果を解説します。

①A8個以上、B8個以上＝交感神経と副交感神経がともに高い

バランスのいい状態なので、怒りもあまり感じないか、感じても速やかにコントロールできる理想的な状態です。

↓病気にもかかりにくい理想的な状態です。しかし、加齢などにより自律神経のバランスは崩れ、怒りをためやすくなることもあります。今から、本書の習慣を身に付けることをおすすめします。

②A7個以下、B8個以上＝交感神経が高く、副交感神経が極度に低い

ストレスや疲れで心身が緊張し、怒りがコントロールしにくい状態です。

↓病気になりやすい状態です。この状態が続くと、体のあちこちに不具合が生じます。本書第4章以下を読んで、怒りをコントロールする方法を身に付けるとともに、怒らない体づくりも必要です。

③A8個以上、B7個以下＝交感神経が低く、副交感神経が極度に高い

やる気が出ない状態。くよくよするような怒りをため込みやすいでしょう。

↓このままの状態が続くと鬱《うつ》に近い状態になってしまうかもしれません。怒らない体づくりで自律神経のバランスを整えるとともに、やる気を出したいときは、ストレッチや第5章で紹介する「怒りの利用法」を参考にして、交感神経を刺激しましょう。

④A7個以下、B7個以下＝交感神経と副交感神経がともに低い

体の不調を感じる状態。トータルパワーも低く、疲れがたまっているので、怒りのコントロールも難しい状態です。

↓感染などに対する抵抗力も下がり、病気になりやすい状態です。まず生活のリズムを立て直すことからはじめましょう。

目次

第2章 「怒り」が目に見えるようになった

第3章 そのとき、体はこんなにも傷ついている

第4章 この習慣で「イライラしない体」をつくる

第5章 人生を9割よくする怒りのコントロール法 …… 109

装丁　水戸部功
編集協力　大畠利恵

第1章

その「怒り」があなたの人生を狂わせる

その一瞬があなたの自律神経を3時間乱す

先日、夕方に電車に乗っていたときの話です。

ちょうどラッシュの時間で、車内はすし詰め状態。身動きがとれずに、みな疲れた顔で吊革や手すりにつかまっていました。私は、普段通勤ラッシュの時間帯に電車を利用しないので、必死に耐えながら、「どこかの記事で、ラッシュアワー時の通勤電車は、臨戦態勢の戦闘機パイロット以上のストレスがかかるという話を読んだなあ」と思い出していました。

そのときです。突然、「だから、ちゃんとつかまってろって言うんだよ！」と、中年男性の声が車内に響き渡りました。

「さっきから何度もぶつかってきて、迷惑なんだよ！」

見ると、通路の中ほどに立っている中年男性と、隣の若い男性が、何やら険悪なムードです。中年男性は完全に目が吊り上がり、顔は真っ赤です。若い男性はオドオドした様子で、すっかり顔は青ざめています。その男性は痩《や》せていて、吹けば飛びそうな感じです。おとなしそうな、いわゆる草食系男子という風貌でした。

「何にもつかまらずに携帯をいじってるから、バランス崩すんだろ？　手すりでもつかんどけって！」

どうやら隣の若者は電車が揺れるたびに中年男性に何度もぶつかり、中年男性の堪忍袋《かんにんぶくろ》の緒《お》が切れた、ということでしょうか。

「混んでる電車で何にもつかまらないなんて、何考えてるんだ！」

「……」

中年男性は、怒鳴《どな》れば怒鳴るほど、さらに怒りが増すようです。若者は中年男性の迫力に気圧《けお》されたのか、何も言わずに、軽く頭を下げました。

「なんだよ、それ。謝るなら、ちゃんと謝れ！」

若者は、今度は深く頭を下げ、小声で「すみません」と謝りました。さすがに、謝られるとそれ以上怒るわけにはいきません。

「ったく、最近の若者は」

中年男性はまだ唇を震わせながら、ぶつぶつ文句を言い続けました。

その中年男性は次の駅で降りるときも、まだ怒りのオーラを全身から発していました。まわりの人は「触《さわ》らぬ神にたたりなし」とばかりに、体をよけていました。

ああ、あの中年男性は、血圧は195／100mmHg、心拍数は90／分ぐらいいっているな。これから3時間は怒りで自律神経が乱れるんだろうな。

私は、そう思いました。駅からバスに乗るのだとしたら、そのバスの中でもずっとイライラしどおしでしょう。家についても、家族に八つ当たりするかもしれません。

対して、若者は手すりにつかまり、黙々と携帯でメールを打っています。

「オレ、今、変なオヤジにからまれてさあ、大変だったよ」と、友だちにでも伝えているのかもしれません。電車が走り出す頃には、表情はすっかり落ち着いていました。

若者も、中年男性に怒鳴られていたときは、自律神経は乱れていたでしょう。けれども、電車から降りる頃には、すっかり自律神経の乱れは落ち着いていたはずです。

「沈黙は金、雄弁は銀」という西洋のことわざがあります。本来は、沈黙を守るほうがすぐれた弁舌よりも勝るという意味です。

しかし、**人の心や自律神経に関しても、「沈黙は金」**だったのです。

あそこで若者が反論していたらケンカになり、中年男性と同じように3時間は自律神経が乱れていたでしょう。

万病のもとは「怒り」である

自律神経とは、体のさまざまな機能を調整してくれる神経です。

再述しますが、私たちが普段何気なく行なっている呼吸も、血液の循環も、汗をかくのも、自律神経の働きによるものです。そのほか、心臓を動かすのも、消化吸収や排泄《はいせつ》も、ホルモンなどの分泌を調整するのも自律神経の役目。自律神経が機能していないと、人は生きられないのです。筋肉や器官がハードウェアだとすると、自律神経はすべての器官をコントロールするソフトウェアだといえます。

自律神経には、**交感神経**と**副交感神経**の2種類があります。

交感神経は戦闘モードを司《つかさど》る神経で、昼間に活動しているときに高くなることから、**「昼間の神経」**とも呼ばれています。交感神経が上昇すると、心拍数が上がり、血圧も上昇していきます。闘うときは体内の酸素を増やすために呼吸は速くなり、筋肉を最大限働かせようとし、暗くてもよく見えるように瞳孔《どうこう》は開き、出血しづらくなるように血液は粘度が高まり、さらに武器を握るために手に汗をかきます。これらは交感神経が急激に上がるから起こる症状です。

副交感神経はリラックスモードを司る神経で、夜に活発になって心と体を静めることから、**「夜の神経」**と呼ばれています。心拍や血圧もゆったりと下降し、全身の血流もよくなり、消化器官の活動も活発化します。

車にたとえるなら、交感神経はアクセル、副交感神経はブレーキです。どちらが高いといいという話ではなく、両方のバランスがとれているのが理想的な状態といえます。

私が自律神経を注視しているのは、自律神経の乱れは万病のもとであるからです。そして自律神経を乱れさせる原因のひとつが、怒りなのです。

怒ると交感神経が活発になり、心拍も血圧も上がり、血管がぎゅっと収縮されます。すると血液の流れが悪くなって細胞のひとつひとつに血液が行き渡らなくなるのです。

急激に活発になった乱れはなかなかおさまらず、３時間も乱れたままになるというデータもあります。**ほんの数分しか怒らなかったとしても、一度乱れた自律神経はもとに戻りづらい**のです。

その一瞬の「怒り」があなたの人生を狂わせる。その一瞬の「怒り」の積み重ねがあなたの人生を損なうかもしれないのです。

吐き出すくらいならため込みなさい

前項の中年男性はこの状態だったのです。怒りが爆発した瞬間に息も荒く、顔も真っ赤だったので、交感神経は急上昇し、心拍も血圧も高くなっているのは明白でした。

若者は、中年男性から怒鳴られている間は、緊張して交感神経は上がっていたでした。

ょう。顔は青ざめていましたし、体に力が入り、ガチガチに固まっているようでした。

けれども、中年男性が去ると同時に徐々に落ち着きを取り戻し、顔色もおだやかになりました。おそらく副交感神経がうまく作用したのでしょう。

つまり、**沈黙こそ身を守る**のだと、医学的にも証明されているのです。**よく、怒りを吐き出したほうがいいといいますが、吐き出すと交感神経が長時間乱れる原因になります。**吐き出さずにグッと我慢すると、一時的に交感神経は乱れても、すぐに副交感神経も働いて、バランスが戻るのです。沈黙は、平常心を保つための完璧な方法なのです。

そう考えると、日光東照宮の「見猿（ざる）・言わ猿（ざる）・聞か猿（ざる）」は、究極の自律神経コントロール法なのかもしれません。

「片づけで人生が変わる」と言える医学的理由

怒りとは無縁の生活を送りたい。

おそらく、誰もがそう願っているでしょう。

「癒《いや》し」が流行となったのが、何よりもその証です。

また、数年前から、写経や座禅、宿坊で仏教を体験するのが若い女性の間で静かに広がっているようです。それはささくれだった心を癒したいからでしょう。

片づけもブームのひとつになり、さまざまな片づけ術が世の中に登場しました。

片づけをして幸せな気分になれるのは、「部屋が汚いな」「片づけるのが面倒だな」という「小さな怒り」から解放されるからです。「しなきゃ、しなきゃ」という**焦りから苛立《いらだ》ち**が生まれますし、片づけられない自分に嫌気がさして**落ち込んでしまう**こともあるでしょう。これも怒りの一種です。部屋を片づければその「怒り」を感じずに済むので、気持ちが軽くなるのです。

ボランティアで公衆トイレや道端の掃除をする人が多いのも、いいことをしたら満足感を得られ、気持ちが軽くなるからでしょう。

あまり知られていませんが、**「ヘルパーズ・ハイ」**という言葉があります。アメリカで行なわれた調査では、95%もの人が人助けをすると気分がよくなると回答しています。これは、**人助けをするとオキシトシンという脳内ホルモンが分泌され、幸福感がアップするから**だといわれています。知らず知らずヘルパーズ・ハイの状態になれるので、みなボランティアに励《はげ》むのかもしれません。

書店では「こうすれば人生がうまくいく」という自己啓発をテーマにした本が無数に並んでいます。そのような本に惹《ひ》かれるのは、「いつも機嫌《きげん》よく暮らしていたい」という想いが心の底にあるからでしょう。

常にイライラしたり、怒りに支配されるような生活を送りたくないと誰もが望んでいるのです。人は無意識に、怒りを避ける方法を探しているのです。

気づかないほどの「小さな怒り」があなたを蝕《むしば》む

怒りと聞くと、たいていは顔を真っ赤にして目を吊り上げて激怒するような、激しい怒りを想像するでしょう。

しかし、**本当に怖いのは、このようなわかりやすい怒りではなく、普段意識していない怒りです。**

たとえば、買い物をしているとき、レジで待つ時間が長いとイライラするのではないでしょうか。満員電車に乗っているときも人に足を踏まれたらムッとしますし、電車がほんの2、3分遅れただけでもイライラします。赤信号が変わるまで待っていられずに、車が途切れたら走って渡る人もいるでしょう。私たちは、いつの間にか「待つ」ことが苦手になっているのです。

このような、すぐに忘れてしまうような**些細《ささい》な苛立ちも怒り**です。むしろ、日常では些細な苛立ちに支配されているといっても過言ではありません。

後悔もジェラシーも「怒り」だった

また、**後悔も怒りの一種**です。

「あのとき、ああしておけば」と悶々《もんもん》と悩んでいる最中も、自律神経は乱れていま す。これは過去の自分の言動に怒っているようなもので、悩んでもどうにもならない ため、怒りはなかなか解消できません。

さらに、**ジェラシーも怒り**です。

人の成功を妬《ねた》んで陰口を叩く、その瞬間に自律神経は大きく乱れています。

このような**「小さな怒り」を毎日感じていると、自律神経は乱れっぱなしになりま す。**怒りが大爆発した後、自律神経は3時間以上大きく乱れていますが、やがておさ まります。

ところが、小さな乱れが続いている状態は意識しづらいので、そのまま乱れがおさ まらずに負のエネルギーを蓄積してしまうのです。そして**自律神経が始終乱れている と、体のあちこちに不具合が生じます。**

また、自分は怒っていなくても、家族に八つ当たりされたり、上司にネチネチと嫌味を言われているときも自律神経は乱れます。

怒りは自分の中から湧《わ》き上がるものと、人から与えられるものの2つがあるのです。

私たちは、想像以上に、怒りの感情にさらされています。

つまり、「私は怒りを爆発させないからだいじょうぶ」と高《たか》をくってはいられない、怒りによるダメージから身を守る方法をしっかりと身に付ける必要がある、私たちはそんな社会に住んでいるのです。

その瞬間がなければ、別の人生だったかもしれない

数年前、NHKの番組で、人が怒るときの心拍数を測るという実験をやっていまし

た。

被験者には何も知らせずに喫茶店に行ってもらい、店員が注文を間違えたり、後から来た客にコーヒーを先に出すなど、失礼な行為をわざとやってみたのです。すると、被験者の心拍数はだんだん上がっていき、なかには店員に抗議をしようと顔を真っ赤にさせて立ち上がった女性もいました。もちろん、その女性の心拍数が一番高かったのは言うまでもありません。自律神経も相当乱れている状態です。

ところが、一人だけ心拍数の上がらない男性がいました。

その男性の職業は、僧侶です。一瞬だけ心拍数が上がる場面があっても、すぐに元に戻っていました。

僧侶は、なぜ冷静でいられたのでしょうか。

イラッとする場面があっても、すぐに「今日はここにお茶を飲みに来たんじゃない。仕事で来たんだ」と自分に言い聞かせたので、心拍数は乱れなかったのです。

同じ場面でも、人によってこうも結果が違ってしまうとは驚きでしょう。

普段、同じような場面に、私たちもたびたび遭遇します。

そのときに、僧侶のように落ち着いて対応できるでしょうか？

きっかけは些細なことであっても、一度イラッとすると怒りのスイッチが入り、すべてが気になりだします。その結果、予期せぬ事態を招くケースもあります。

コインパーキングでお金を払うときも、車を止めた位置がメーターから離れていると、窓から手を出しても届かないので、イラッとします。そこで乱暴にドアを開けると、メーターにドアをぶつけて傷ができ、さらに苛立ちが倍増するでしょう。そのまま道路に出て運転したら、苛立っているので、ちょっとしたことでも許せなくなります。信号が変わっても前の車が走り出さなかったら激しくクラクションを鳴らし、横断歩道をゆっくりわたるお年寄りに苛立ったりするわけです。そこまで完全に怒りに支配されてしまうと、注意力は散漫になります。そして取り返しのつかない事故を起こしてしまうのです。

隣人同士のトラブルもよくありますが、そういった世の中のもめごとも、たいていきっかけは些細なことです。隣の騒音が気になる、ゴミを捨てる日を守らない、隣の荷物がはみ出している、といった小さな問題が度重なるうちに抑えきれない怒りになり、ぶつかりあうようになるのです。

最初の怒りの芽が出た時点で摘み取ってしまえば、怒りの感情は爆発せずに済みます。つまり、最初が肝心なのです。僧侶はその時点で気持ちを静めたから、そこから先は怒りに支配されずに平常心を保っていられたのでしょう。

ＳＦ小説では、今自分がいる世界とは別に、どこかに同じ世界があるというパラレルワールドがよく題材に取り上げられます。

「もしも、あのとき、こうしていたら」と後悔する場面は誰にでもあるでしょう。もし、落ち着いてコインパーキングでお金を払っていたら、その後に続く未来を変えられたかもしれません。最初に怒らないほうの扉を開けていたら、それ以上何も起こらず、平穏な生活を送れたでしょう。それを怒るほうの扉を開けてしまったがために、最悪の道を突き進んでしまったわけです。

一度進み始めたら後戻りはできないので、最初の扉を選ぶ段階で「自分はどちらの扉を選ぶべきか」と考えて、踏みとどまらなければなりません。

僧侶は普段の修行で、怒る直前に踏みとどまり、怒らないほうの扉を開ける訓練ができているのでしょう。

それでは、私たちも僧侶と同じように過酷な修行をしなければ、平常心は養えないのでしょうか。

そんなことはありません。**最新の研究で、怒りを簡単にコントロールできる方法がわかってきました。**

本書で紹介する怒りをコントロールする方法を用いれば、怒らない扉を選べるようになるでしょう。怒らずにもうひとつの世界に行ける通行手形のような方法があるのです。

第2章

「怒り」が目に見えるようになった

自律神経が「見える」ようになった

第1章では、たとえ小さな怒りでも自律神経は乱れてしまうというお話をしました。

ここでは、最新の研究結果をご紹介しつつ、なぜ科学的に怒りをコントロールする必要があるのかをお話ししたいと思います。

もし、あなたが不眠や便秘で悩んでいて病院で診察してもらったとしたら、おそらく多くの医師は薬を出して「自律神経の乱れです」と指摘して終わりでしょう。インドのヨガの達人は心拍や体温のコントロールをできるようですが、普通の人は自律神経の整え方はわかりません。

自律神経は、本来はコントロールができない神経だといわれていました。確かに、心臓を動かしたり、血液を体中に送るのは、意識してできるものではありません。

ところが最近、自律神経の働きを手軽に測る装置が開発されました。これまで、われわれのような専門医療の現場で大掛かりな検査をしなければつかめなかったことが、データ解析技術などの進歩で、一部専門機関を通せば自分でも測定できるようになったのです。これにより、自律神経も自分の意識である程度整えられるものなのだと、以前より手軽に目に見えてわかるようになりました。

自律神経のバランスは心拍の揺らぎから判断します。不整脈ほどではありませんが、誰でも毎秒規則正しく心拍を打つわけではなく、間隔にかすかなずれがあります。そのずれを、「揺らぎ」と呼んでいます。

揺らぎが少なく、機械のように正確に拍を打っているときは、緊張している状態です。そういうときは交感神経が高くなっています。

拍と拍との間が0.5秒、0.8秒、1.2秒のようにずれがあるのは、リラックスしている状態です。こういうときは副交感神経が高くなります。

一般的に、子どもは心拍数が多く、交感神経も高い傾向があります。これは、子どもの心臓は血液を送り出す力が十分ではないので、数多く拍動することで、血液を送り出しているからです。

私はスポーツドクターとしてトップアスリートたちのコンディションの指導もしているのですが、マラソン選手は心拍数が少なく、1分間で50を切る人もいます。それは心臓が大きくなる「スポーツ心臓」になっているので、1回で心臓から血液を送り出す力が強いのです。そのような選手は、やはり普段から副交感神経が高い傾向があります。

自律神経を測れば、こういった心拍の揺らぎから、交感神経と副交感神経がどのような状況になっているのかが判断できます。データはパソコンで表示できるようになっています。

トータルパワーが低い選手は練習メニューを抑えるといい

先にも触れましたが、交感神経と副交感神経の、どちらが高いとよいというわけではありません。大切なのはトータルバランスです。そして自律神経のトータルパワーも重要です。

トータルパワーとは交感神経と副交感神経を足した数値であり、自律神経の活動量を示します。これが低めですと慢性的に疲れが残り、やる気が出ない状態になります。

とあるプロ野球の球団で選手たちの自律神経を測ったところ、ある選手はトータルパワーが低かったので、オーバートレーニングをすると故障をしやすい可能性があるとわかりました。そこで、ハードなトレーニングをした翌日には練習メニューを抑え目にして、調整するようにアドバイスしました。このように、トータルパワーは１日の活動を決めるための判断軸になります。

余談になりますが、先発の投手は交感神経が高く、後半に抑えで入る投手は副交感神経が高い傾向にありました。先発はガンガン攻めるアグレッシブなタイプ、一方、抑えの投手は緊迫した場面で結果を出さないといけないので、神経が図太くないと乗り切れないでしょう。

怒りはメンタルトレーニングで抑えられない

ある女子プロゴルファーが、国内ツアーが始まる2週間前に、私の外来を訪れました。

彼女は2008年のツアーでは優勝した経験があり、その年の賞金ランクは10位以内でした。ところが、翌年から成績は下降線をたどり、翌年のトーナメントの出場資格を得られなくなりました。起死回生のチャンスをはかって、私に相談しに来たのです。

さっそく自律神経を測る装置をつけてもらい、シミュレーションゴルフでいつも通りにスイングしてもらいました。すると、打つ前に力が入ってしまい、交感神経が上がっていることが判明しました。

そこで、ショットを打つ直前に口角《こうかく》を上げてニコッと笑うようにアドバイスしました（第4章で詳しくお話ししますが、これは怒らない体をつくる習慣のひとつです）。すると、副交感神経が高くなったのです。

さらに、打つ前からグリップを強く握る癖があったので、グリップをギリギリまで持たずに、力を抜くように指導しました。

彼女はツアーでは、笑顔でアドレスに入り、ショット、パットを打つというルーティンを心がけていました。最終日は悪天候だったにもかかわらず、このルーティンでベストスコアを出し、見事に上位を獲得したのです。

今まで、スポーツ選手はメンタル面を鍛えるためにさまざまなトレーニングをしてきました。

自律神経が測れるようになった今、自分のどの動きや癖がネックになっているのかが、瞬時にデータでわかるようになったのです。もちろん、スキルを高めるためのトレーニングも必要ですが、それにプラスして自律神経を整えてベストパフォーマンスを引き出す状態に持っていくことが、医学的に可能になりました。

ほかにも、モーグルの選手から相談を受けたときは、ウエアの色に注目しました。結果、色のサンプルを見てもらい、一番自律神経のバランスがいい色を調べました。結果、薄緑色のときにバランスがいいとわかり、それが結果につながりました。

これから、プロのスポーツの世界では、より医学的にパフォーマンスを引き出すようになっていくでしょう。根性や気合といった精神論は、いずれ必要なくなるのではないでしょうか。

修行や訓練もいらない

これはプロの選手に限らず、私たちの日常でも同じ効果があります。

今まで、怒りを抑えるには「相手のいいところを見つけなさい」「相手の気持ちを考えなさい」といった精神論や、「10数えてから話す」といった方法論がほとんどでした。

けれども、怒りで感情が爆発しそうなときに、冷静に相手のことを考える余裕などありませんし、10数えたところで怒りの原因が目の前にあれば、また再燃するでしょう。

それが、**自分の自律神経の特性さえわかれば、効果的な解決方法を導けるようになったのです。**

たとえば先の例のように、副交感神経が上がる色がわかれば、その色の服やグッズなどを身に着けておけばいいのです。怒りを感じたときにそれを見れば、心を落ち着かせることができるでしょう。

怒りを抑えるのに、特別な修行や訓練は必要ありません。

何気ない動き、何気ないしぐさ、身に着けるものを変えるだけでも、怒りをコントロールできるのです。

怒りが生まれる5つの条件

さて、私たちは、毎日違った「怒り」に直面しているように思っていますが、怒りが生まれる条件は5つしかありません。

①自信がないとき

あなたのまわりにいる怒りっぽい上司は、おそらく自分に自信がないのでしょう。それをごまかすために怒鳴《どな》っているのだと考えると、思い当たる節があるのではないでしょうか。自分自身も、プレゼンテーションや会議での発表など、あまり自信がない場面では極度に緊張してプレッシャーがかかっているはずです。

②体調が悪いとき

二日酔いになった経験のある人は、最悪な気分がどういうものなのか、よくわかるでしょう。そういうときに正常な判断はできず、ちょっとしたことで苛立《いらだ》ちます。

女性なら生理前からホルモンバランスが崩れて精神面にも影響を与えますし、風邪などの病《やまい》にかかっているときも精神的に余裕がありません。

③環境が悪いとき

暑い、寒いといった温度の変化によっても苛立ちは生まれます。とくに真夏の日中は誰でも外を歩くときにうんざりするでしょう。こういうときに人とぶつかったという些細なシチュエーションから、取っ組み合いのケンカに発展したりします。騒音に悩まされているときや渋滞に引っかかったとき、満員電車に乗っているときも、環境が悪いという条件に当てはまります。

④余裕がないとき

遅刻をしそうなときの状況を思い浮かべれば、一目瞭然《いちもくりょうぜん》でしょう。仕事が忙しいときや締切間際のときは、プレッシャーや焦りは頂点に達しています。

⑤予想外のことが起きたとき

行列ができるラーメン店では何時間でも待つことができても、コンビニで数人並んでいるだけで苛立つのは、すぐに買えるものだと思っているからです。電車やバスが遅れたとき、仕事でミスをしたときなども、予想外の状況なので心が乱れます。

怒りは5つのうちのどれかひとつでも当てはまるときに生まれます。

怒りが生じる5つの条件を完全になくすことは不可能ですが、ひとつでもなくしたり、減らしたりできれば、エスカレートする怒りから身を守ることができます。

たとえば、部屋の温度を調節したり、大音量で音楽が鳴っている店から出れば、それだけで環境の悪さで生じる怒りを防ぐことができます。また、食事や睡眠に気をつければ、体調の悪さを回避できるでしょう。

こうやって考えてみると、私たちの1日は、大半が怒りやイライラの連続です。

このような、あらゆる怒りとどのようにつきあっていくかが、私たちの人生や健康の質を決めると言っても過言ではありません。

第3章

そのとき、体はこんなにも傷ついている

血液をドロドロにし、血管を傷つける

星一徹《ほしいってつ》といえば、アニメ「巨人の星」の主人公・星飛雄馬《ひゅうま》の父親であり、怒れる親父の代表格でもあります。

ときに反発する息子・飛雄馬に平手打ちをくらわせ、ちゃぶ台をひっくり返し、息子に対する怒りと苛立《いらだ》ちを全身で表現する姿は、当時テレビを見ていた子どもたちに強烈なインパクトを与えました。

星一徹が、激しく怒っているときの表情を思い出してください。

・眉間《みけん》にしわを寄せる
・こめかみに青筋が立つ
・目が吊り上がる
・口角《こうかく》が下がる
・目が充血する
・顔が赤くなる

・額《ひたい》に汗をかく

このような表情は、怒ったときに自律神経のバランスが乱れている様子をよく表わしています。

青筋が立つ、目が充血する、顔が赤くなる、額に汗をかくなどは、すべて交感神経の働きが急激に高まっているときに起こる体の反応です。交感神経の働きが急激に高まると、心拍数が増えて血圧が上がります。見た目ではわかりませんが、おそらく、心臓がバクバクして呼吸も浅くなっているはずです。額だけでなく手のひらにも汗をかいていることでしょう。口の中はカラカラに渇《かわ》き、全身に鳥肌《とりはだ》が立っているかもしれません。

怒ることを「かっとなる」と言いますが、この「かっ」となる瞬間に、交感神経が興奮していると想像してください。神経学の研究者は神経細胞が興奮することを「発火する」と表現する場合がありますが、まさにそのようなイメージです。

急激な血圧の上昇や心拍数の増加は、脳梗塞《こうそく》や脳出血、心臓発作を起こすリスクが高くなります。怒りっぽい性格の人ほど心臓発作を起こしやすいという調査結果もありますから、思い当たる人は注意したほうがいいでしょう。

怒りの度合いがさらに強くなると、初めは赤くなっていた顔色が青ざめてきます。「怒りに身を震わせる」という言葉のとおり、手足が震え、呼吸が浅くなり、唇は紫色になってきます。頭痛やめまいがしたり、ひどいときは卒倒《そっとう》してしまう人もいるのです。これは**激しい怒りで全身に血液が行き渡らなくなって起こる症状**です。

「血液が不足する」「血液が行き渡らなくなる」というのは、体にとってひじょうに危険な状態です。

血液の重要な働きのひとつは、細胞に酸素や栄養を届けることです。また、細胞が出す老廃物を運び出すのも血液の役目です。

血液が行き渡らなくなると、細胞は酸素不足、栄養不足になってしまいます。そうなるとひとつひとつの細胞が十分に機能できなくなり、**いずれ細胞が死んでしまいます**。血液が行き渡らなくなるのは、それほどリスクの高いことなのです。

また、**怒ると血液そのものがドロドロになる**こともわかっています。

交感神経の末端から分泌されるアドレナリンには血小板《けっしょうばん》の働きを活発にして、血液を凝固させる作用があります。これが血液ドロドロの状態になる原因です。

血液ドロドロと言えば、脂《あぶら》っこいものや甘いものを食べすぎて起きるというイメージがありますが、怒りは感情であっても、それぐらい体を破壊する力を持っているのです。

たまに怒るぐらいなら、すぐに血液の状態も元に戻るでしょう。けれども、毎日怒っている人はどうでしょうか？　始終イライラしている人はどうでしょうか？

血液がサラサラに戻る間もなく、ドロドロはさらに悪化してしまうでしょう。

つまり、**怒りっぽい人は、自ら寿命を縮めているようなもの**なのです。

怒りっぽい人は腸が汚い

私は病院で便秘外来をしています。

初診の予約が４年待ちという状態になっているので、いかに便秘で悩んでいる人が多いのかがわかります。

診察室に入ってきた患者さんを一目見ると、「あ、この人、怒りっぽいな」とすぐにわかります。眉間にしわを寄せていたり（便秘で苦しいのかもしれませんが）、口をへの字に曲げていたり、しかめっ面をしているので、一目瞭然《いちもくりょうぜん》です。

これらは、交感神経の働きを高める表情です。たとえ怒っていなくても、**しかめっ面をするだけで交感神経の働きが優位になる**のですから、気難しい人は始終、交感神経が全開になっている状態です。

私は、怒りっぽい性格だから便秘になるケースも多いのではないかと考えています。

怒っているときは消化管の動きが悪くなり、腸内環境が乱れます。怒っているときは、いわば戦闘状態ですから、食べ物を消化している場合ではないのです。

吸収されなかった栄養分は腸の中に残るので、やがて腐敗してしまいます。腐敗した栄養分が毒素を出すので腸内環境が悪化するのです。善玉菌が減り、悪玉菌が増えてしまいます。これも交感神経の働きが優位になることで起こる、体の反応です。

そして腸内環境が乱れると、蠕動《ぜんどう》運動（腸が動いて食べ物を肛門まで移動させる動き）が起きなくなるので、便が硬くなって便秘になります。

また、腸内の毒素は血液中に吸収されるので、血液も汚れてしまいます。汚れた血液が全身を回ることで心臓や肝臓などの臓器が傷つき、それぞれの臓器をコントロールする役目の自律神経の働きも乱れます。そして、自律神経が乱れると血流や腸内環境がさらに乱れるという悪循環に陥《おちい》ってしまいます。

私は、**便秘で悩む人は、食生活や生活習慣の改善とともに、怒りのコントロールが必要だと考えています。**原因は根っこから絶たないと、同じことの繰り返しになるからです。

あえて「怒りが病を引き起こす」と断言しよう

人の感情が体のコンディションをよくしたり、悪くしたりするという考え方は、決して新しいものではありません。「病《やまい》は気から」という言葉もあるように、気の持ちようで病気になったり、病気が治ったりすることは昔からよく知られていました。

最近の調査では、腰痛に苦しむ人の約8割はレントゲンで見ても外科的な異常がなく、痛みの原因はストレスなど精神的なものが影響しているのだとわかってきました。ストレスのもとになる怒りや憎しみ、悲しみ、不安などのネガティブな感情は、体にもマイナスの影響を与えているのです。

腰痛だけでなく、高血圧や心臓病、胃潰瘍、過敏性腸症候群、偏頭痛などの中には、ネガティブな感情が原因で起こっているものが少なくないといわれています。

反対に、ポジティブな感情は、プラスに作用します。「笑うだけでガンが消えた」という例があるように、楽しい、うれしい、面白い、気持ちいいなどのポジティブな感情には、ガンに限らず病気を治す力があります。

怒りなどのネガティブな感情で病気になる仕組みについては、まだきちんと解明されていない部分もありますが、医療に携《たずさ》わる多くの人は経験的に知っています。体の不調があるにもかかわらず検査では何も異常が見つからないときに、医者は「ストレスが原因でしょう」と言ってごまかすなどと皮肉られますが、性格を直したほうがいいとはいえないので、ストレスのせいにしている面もあります。

毎日のように怒っている人や1日に何度も怒る人は、日常的に体を傷つけているのです。感情にまかせて怒りを爆発させているときに、あなたの体は悲鳴を上げているのだと思ってください。

細胞の動きさえ乱してしまう、その威力

怒りが私たちの体に与える影響を知ると、「怒り」のパワーのすごさを痛感します。

私たちの体は、約60兆個の細胞が集まってできています。もともとは1個の卵細胞が分裂を繰り返して分化したもので、いくつかの細胞が集まって、骨や筋肉、皮膚、血液、神経などの組織となり、それぞれの機能を持つようになります。

組織や細胞の様子を観察してみると、激怒した前と後では、体はまったく別の状態になっていることがわかります。

健康な赤血球（血液細胞のひとつ）は丸くて真ん中が凹んだ円盤状です。交感神経の働きが過剰になっているときの血液を顕微鏡で見てみると、赤血球が変形したりくっついたりしている様子が観察できます。血液の色が暗赤色になって、見た目にも粘り気が多く、まさに「ドロドロ」です。赤血球の主な役割は酸素を全身の細胞に運ぶことですが、赤血球が壊れてしまうと酸素を運べなくなってしまいます。

激しい怒りを感じると、交感神経の働きで血管が収縮し、血圧が上がります。

このとき収縮して狭くなった血管の中では、赤血球、白血球、血小板などがすごいスピードで流れるため、血管の内壁にぶつかって「血管内皮細胞」が傷つきます。傷つくと血管に炎症が起き、赤血球や血小板が引っかかり血栓《けっせん》（血液のかたまり）化するため、動脈硬化が進行します。

動脈硬化が恐ろしい症状であるのは、皆さんもご存じでしょう。

心筋梗塞や脳梗塞、脳出血などを引き起こす恐れがあります。脳梗塞や心筋梗塞を起こすと、最悪の場合は命を落とします。たとえ命は助かったとしても、後遺症で体に麻痺《まひ》が残ったり、少し動いただけでも息切れがしたりと、日常生活に支障が出てくる場合も少なくありません。

怒ってばかりいる人は、体の中に、いつ爆発するかわからない爆弾を抱えているようなものです。

脳神経の働きも乱す

さらに怒りは、脳の神経細胞にも影響を及ぼします。

ドーパミンは脳の快楽物質とも呼ばれ、思考活動をするときに必要な物質だといわれています。

運動するとドーパミンが出るといわれていますが、怒っているときも、脳内にドーパミンやノルアドレナリンなど、興奮性の神経伝達物質が大量に放出されます。これらの物質が多くなると血圧や心拍数が上昇し、体がシャッキリして、興奮状態になります。

それを聞くと、体にいいことのように思えるかもしれません。

北島康介《きたじまこうすけ》選手は２００４年のアテネ五輪の男子１００m平泳ぎ決勝で、優勝した後に「ちょー気持ちいい」とコメントして、話題になりました。このときはドーパミンが大量に出ていたのでしょう。アスリートやアーティストが活躍するときは、ドーパミンは味方になってくれるようなイメージです。

ところが、神経細胞には**「フィードバック機能」**が備わっていて、ドーパミンやノルアドレナリンが過剰になっていることを感知すると、分泌するのを止めてしまいます。

必要なときにドーパミンやノルアドレナリンが分泌されない状態になると、集中力が低下する、やる気が起きない、鬱《うつ》病などの症状が現われてきます。ドーパミン不足がひどくなると、動作が緩慢になったり、手や体が震えるなどパーキンソン病の症状が現われます。また、ノルアドレナリンの不足は原因不明の腰痛や頭痛など、痛みの原因になることがあります。

怒りだけが病気の原因ではありませんが、**怒りが脳神経の働きを乱してしまう**のは見過ごせない原因のひとつです。

イライラしがちな人は風邪をひきやすい

世の中には、しょっちゅう風邪をひいている人もいれば、まったくひかない人もいます。体力があるかないかで差が出るように思うかもしれませんが、じつは怒りも原因のひとつだと考えられます。

激しく怒って自律神経のバランスが乱れると、免疫システムも乱れてしまいます。

免疫とは、体の中に入ってきた異物を排除し、病を防いだり、病を回復させる機能のこと。免疫の中でもっとも働くのは白血球であり、血管にたまった古い細胞などを食べつくし、外敵が侵入したときは攻撃してくれます。

この**白血球をコントロールしているのが、自律神経**だといわれています。

白血球には細菌などの比較的大きな異物を排除する顆粒球《かりゅうきゅう》と、小さなウイルスなどを攻撃するリンパ球があります。

普段は体を守っている白血球も、交感神経が活発になると顆粒球が増えてしまいます。細菌などの異物が少ない状態で顆粒球が増えすぎると、顆粒球は体に必要な常在菌《じょうざいきん》を攻撃し始めます。人間の体は常在菌を失うと、体のバリア機能が低下して、病気に対する抵抗力が下がってしまいます。顆粒球は寿命が2、3日と短く、増えすぎた顆粒球が死んでしまうときに、まわりの細胞を傷つける**大量の活性酸素が発生**する点も問題です。

反対に**副交感神経が過剰になると、アトピー性皮膚炎や花粉症などのアレルギー疾患にかかりやすくなります。**

怒りは交感神経と副交感神経のバランスを崩してしまうので、免疫力が低下するのです。**怒りっぽい人ほど、免疫力が落ちて風邪やインフルエンザにかかりやすくなる**のは、このためです。

風邪やインフルエンザなら、まだいいのですが、免疫システムが乱れるとガンを発症しやすくなる恐れもあります。

激しい怒りで交感神経の働きが過剰になると、顆粒球が増えてリンパ球が減ります。ガン化した細胞を攻撃するのもおもにリンパ球の役目なので、その働きが弱まると**ガン細胞が増えやすい環境になる**可能性もあるのです。

このように、怒っていると私たちの体を守るシステムがうまく働かなくなります。

怒っているときは、知らない間に病気に対して無防備な状態になっているのです。

「火事場の馬鹿力」は体にとって危険な「怒り」

真夜中「火事だー！」という声で飛び起きて、父親は「大丈夫だ！　みんな落ち着いて逃げろ！」と言いながら枕を抱えて逃げ、母親は「助けてー！」と叫びながらタンスを抱えて逃げる、というのが、火事場の馬鹿力の定番エピソードです。

危険が迫っているときや、切羽《せっぱ》つまった状況になったときに発揮される、普段では考えられないような力が「火事場の馬鹿力」です。

子どもを助けるために車を持ち上げた、山中でクマに遭遇して必死で走って逃げたなど、実際に火事場の馬鹿力を経験した人は「どうしてあんなことができたのか自分でもわからない。もう一度やってみてと言われてもできないと思う」と、口を揃《そろ》えて話されます。

追いつめられた状況で強烈な力を発揮できるのだとしたら、自分で追いつめられた状況をつくれば力を発揮できるという話になります。たとえば「絶対に負けられない」という強いプレッシャーで、追いつめられた精神状態になるなどがその例です。

筋力に限っていえば、私たちは通常、筋力の20％程度しか使っていないといわれています。筋力は筋肉の断面積に比例するので、単純に計算すると大人の男性なら片手で約２５０kgの物を持ち上げられるのですが、普通の人はどんなに頑張っても50kg以上は無理でしょう。

筋肉は脳からの指令を受けて収縮し、力を発揮しますが、通常は１００％の力を発揮できないように脳でリミッター（制御装置）がかけられています。これは、筋肉や骨を守るための機能で、いつも最大限の力を出していると筋肉や骨が傷ついて、最後には壊れてしまうからです。

裏を返すと、脳のリミッター機能を解除すれば、普段以上の力が発揮できることを意味します。緊急事態にはリミッターが解除されて、驚くような力が出るというわけです。これが火事場の馬鹿力の正体です。

脳のリミッターを解除するには、大声を出すなど、いくつかの方法が知られていますが、緊急事態にリミッターが解除されるのは、おもに交感神経の刺激によって副腎《ふくじん》皮質《ひしつ》から分泌されるアドレナリンによるものです。

生命に危険が及ぶほどの非常事態になると、体内のアドレナリンが急激に増え、「闘争か逃走か」という臨戦状態になります。こうなると、脳のリミッターは外れ、100%の力を発揮できるというわけです。

アドレナリンは「怒りのホルモン」ともよばれ、怒りを感じるときに分泌が促進されます。我を忘れるほどの怒りが予想外のパワーを発揮させるわけです。シルベスター・スタローンの「ランボー」をイメージしてもらうとわかりやすいでしょう。

また、**アドレナリンが増えるとイライラしたり怒りっぽくなったりするというデータもあります。** 混雑した電車に乗り込んだ人は、空いているときに電車に乗り込んだ人よりもアドレナリンの分泌量が多くなります。満員電車の車内で、客同士のトラブルが多いのはアドレナリンが増えることと関係があるのかもしれません。

アスリートの場合は、試合中にアドレナリンが増えすぎると冷静な判断ができなくなります。極度のプレッシャーで頭が真っ白になるというのがこの状態です。やはり瞬時に正確な判断をしなければならない勝負の場面ではリスクが大きいといえます。

切羽つまったときの馬鹿力だけでは勝負に勝てないだけでなく、体を傷つけるものだということも、忘れてはなりません。火事場の馬鹿力は、体を傷つける怒りの一種なのです。

怒りで体は錆《さ》びる

自転車やオートバイなどを、長年、屋外に置いておくとあちこちが錆びてきます。最近ではあまり見かけなくなりましたが、金属のバケツや鉄くぎ、ボルトなども、屋外で雨にぬれると赤く錆びてきます。

この錆の正体は、鉄が酸化した酸化鉄が表面に付いたものです。錆びた鉄の表面は凸凹になって表面積が広くなり、酸素と接触する面積が増えるために、いったん錆びはじめると加速度的に錆が広がって、最後には鉄の内部までボロボロにしてしまいます。

近年、よく耳にするようになった「体の錆」も、金属の錆と同じように酸化が原因で起こる症状です。

体を酸化させるのが、「活性酸素」です。活性酸素は、呼吸によって体内に取り込まれる酸素が、さまざまな条件によって変化したもので、体の細胞や遺伝子を傷つけます。

そして**酸化は老化を招きます。**

若々しい人と老けて見える人の違いは、まずは見た目です。肌が美しいと若々しく見えるのは、女性だけではありません。男性でも目尻のしわやシミの多い肌は老けて見えるでしょう。このような肌の老化も酸化によるものです。

金属の錆は表面から始まって内部に広がりますが、体の錆は内部で始まり、時間が経つと表面に出て目に見えるようになるのが、金属との違いです。金属の錆は表面をコーティングするなどの方法で防ぐことができますが、体の錆はそういうわけにはいきません。

活性酸素が発生するのは、激しい運動をしたとき、紫外線や放射線を浴びたとき、タバコを吸ったとき、食品添加物を食べたときなどが一般的ですが、イライラしたときや怒っているときもそのひとつです。つまり**毎日怒ったりイライラしたりしている**

人の体には、大量の活性酸素が発生し続けて体が錆びているということです。

イライラしたり怒ったりしたときに活性酸素が発生するのは、交感神経が活発になって顆粒球が増えることがおもな原因です。

先ほども触れましたが、激怒したときに増えた顆粒球は、2、3日後には大量に死んでしまいます。このときに活性酸素が大量発生して体を傷つけるのです。

副交感神経が活発になっていると、体内の不要物を排出するので、活性酸素の量も抑えられます。怒りで交感神経が高まっていると、副交感神経も対処できなくなり、活性酸素は蓄積してしまうのです。

イライラで酸化した体は疲れやすい

疲れも活性酸素が関係しています。

先に、トータルパワーが低下すると疲れやすくなるお話をしましたが、**活性酸素が発生して脳の自律神経中枢の細胞を錆びつかせても、疲労がたまります。**

疲れがひどくなると、ふらついたりめまいがするのは、自律神経が機能しないからです。ハードな運動や長時間のデスクワークは大量の活性酸素を生むので、極力控えたほうがいいでしょう。

この**疲れやすい状態を抜け出すには、怒りやイライラをコントロールすることが必要**なのです。とはいえ実際のところ、「長時間デスクワークをしなければならない」「仕事でイライラしないなんてムリ」という人がほとんどではないかと思います。

しかし、自律神経のバランスを整えて交感神経の興奮を抑えれば、前述した顆粒球の異常な増加を防ぎ、活性酸素の発生を抑えることができます。

そのための方法は、第４章でご紹介しましょう。

老化を引き起こす「糖化」の原因は、甘いものだけではない

酸化とともに、最近老化の原因として注目されているのが、「**糖化**」です。

糖化とは、糖とタンパク質や脂質が結びつくこと。その糖化でできたタンパク質が体内にたまると、さまざまな症状が現われます。

血液中に過剰な糖分があると、コラーゲンやエラスチンなどのタンパク質と結合して、**糖化生成物（ＡＧＥｓ《エイジズ》）**をつくります。若い頃は代謝能力があるので、ＡＧＥｓができても排出できますが、年齢とともに代謝能力が落ちると、蓄積物がたまって体のあちこちで不具合が起きるのです。

このＡＧＥｓはトーストやフライドポテトの表面と同じように、褐色《かっしょく》で硬い性質を持っています。皮膚組織の内部のコラーゲンに糖化が起きると、褐色化して弾力がなくなります。これが老化のひとつ、肌のくすみやたるみの原因となるのです。

甘いものの食べすぎは体には毒だと昔から言われていましたが、老化の敵でもあったのです。

タンパク質や脂質は体中に存在しますから、皮膚組織以外の場所にも糖化が起こります。髪のタンパク質が糖化すると、髪のハリやツヤが失われてしまいます。これも目に見えてわかる老化の症状です。

そのほかにも、血管では動脈硬化、骨では骨粗鬆症《こつそしょうしょう》、目ではドライアイや白内障、網膜症などが糖化によって誘発される可能性があると考えられています。また、アルツハイマー病の患者さんの脳には、健康な高齢者の３倍ものＡＧＥｓが蓄積されていたという報告があり、認知症とも関係があるのではないかと考えられています。これらはすべて、老化と関係する症状です。

これを知り、甘いものを控えようと思うでしょう。

けれども、糖化の原因はそれだけではありません。**怒りも、糖化を引き起こす要因のひとつなのです。**

最近、若いのに老けて見える人が増えている気がします。雑誌やテレビで10代なのに30代ぐらいに見える女性をよく見かけるでしょう。メイクやファッションの影響もあるでしょうし、生活習慣も影響していると思います。

私は、そういう人は怒りやすいのではないかと考えています。若者の会話を聞いていても、「ちょーむかつく」といった不快な感情を表わす言葉が頻出します。そういうネガティブな発言をすると、余計に苛立つものです。相当自律神経は乱れているでしょう。

怒りやすい人が老けて見えるのは、表情がそう見せるのではありません。体の中で老化が加速しているのです。

糖化の原因物質であるＡＧＥｓは、体内でいったんできてしまうと、なかなか排出されません。今のところＡＧＥｓを分解する酵素は見つかっていないので、糖化を防ぐには、なるべくＡＧＥｓをつくらないようにするしかありません。

そのためには、まずは血液中に余分な糖分が増えないようにすること。すなわち、血糖値をコントロールするのです。

糖尿病の人はもちろんですが、甘いものを食べて、一時的に血糖値が上昇すると糖化が起こります。血糖値が上昇すると、すい臓のランゲルハンス島からインスリンが分泌され、血糖値が下がります。人間の体の中で血糖値を下げる仕組みは、インスリンの分泌以外にはありません。

血糖値が急激に上昇すると、インスリンが大量に分泌されるので、一時的な低血糖が起こります。低血糖になると、今度はアドレナリンが分泌されて血糖値を正常に戻そうとします。

アドレナリンが増えると攻撃的になり、イライラしたり怒りっぽくなったりします。このような血糖値の急降下がキレやすい性格の正体ではないかと言われています。

怒りなどの感情が交感神経の働きを活発にしてアドレナリンが分泌されると、インスリンの分泌を抑えてしまいます。**怒りでアドレナリンが増えているときは、糖分を摂《と》っていなくても血糖値が下がりにくくなって糖化が進行するのです。**

この状態から抜け出すには、やはり**怒りをコントロールすることと、甘いものの摂りすぎを止める**、この２つの方法が考えられます。

ただし、糖分は大切な栄養素ですから、まったく摂らずには生きていけません。そこで糖分の中でも、急激に血糖値を上げないもの（緩やかに吸収されるもの）を選ぶようにすれば、血糖値の急降下を防ぐことができます。たとえば、全粒粉《ぜんりゅうふん》のパンやパスタ、玄米、果物などは急激に血糖値を上げません。このような食品は低ＧＩ食品とよばれ、食後の高血糖を抑える効果があります。

繰り返しになりますが糖化による老化現象を防ぐには、糖化そのものを防ぐしか方法がありません。若々しく健康な体をキープするには、糖化の原因をつくらないことが重要なのです。

おだやかな人ほど長寿といえる理由

先日、100歳を超えた双子の姉妹、きんさんぎんさんの蟹江《かにえ》ぎんさん（享年108）の娘さんたちがテレビ番組で紹介されていました。

ぎんさんの娘さんは四姉妹で、現在89～98歳。皆さんお元気でおだやかな表情、頭もはっきり、体もしゃっきりしておられます。いつも4人で集まってお喋《しゃべ》りをしたり、車を運転して出かけたりしている仲良し姉妹だそうです。彼女たちの様子を見ていると、長生きは遺伝するのではないかとさえ思えてきます。

遺伝子に関するさまざまな研究によると、「長寿の遺伝子は誰もが同じように持っている」というのが定説になっています。

長寿遺伝子はサーチュイン遺伝子とよばれ、普段は眠っています。サーチュイン遺伝子はスイッチを入れない状態では機能しません。スイッチを入れることができた人だけが長寿遺伝子の恩恵を受けられるのです。

亡くなったきんさんぎんさんも、その娘さんたちも、おそらくはサーチュイン遺伝子のスイッチを入れることに成功しているのでしょう。それは「遺伝によるもの」ではなく、「習慣的に身に付いているもの」と考えたほうが当たっているようです。

サーチュイン遺伝子のスイッチを入れる方法のひとつが、カロリー制限です。実験では、サルやマウス、ミジンコなどの摂取カロリーを制限すると、サーチュイン遺伝子が活性化して寿命が延びると確認されています。また、サルやマウスはカロリー制限をしない個体と比べて毛並みがよく、動きも活発で若々しい容姿を保ちます。ただし、必要な栄養はきちんと摂れていることが前提です。

人間のサーチュイン遺伝子も、同じようにカロリー制限でスイッチが入ると考えられています。つまり、腹八分目を続ける習慣が、サーチュイン遺伝子のスイッチを入れるのです。

ぎんさんの娘さんたちは、とくに痩《や》せているわけではありませんが、太ってもいません。ご本人たちが意識しているかどうかはわかりませんが、おそらく腹八分目の食生活を続けているのではないでしょうか。ぎんさんの言葉を集めた本の中には、「腹八分目がいちばんだよ」という言葉があります。母の教えを守っているのかもしれません。

もうひとつの方法は、赤ワインやブドウの皮などに含まれるポリフェノールの一種、レスベラトロールという成分を摂ることです。レスベラトロールはサプリメントとして売られているので、赤ワインが飲めない人でも摂取できます。

ただし、サーチュイン遺伝子の研究はまだ途上で、わからない点も多いのが現状です。サーチュイン遺伝子のスイッチが入ることで、別の遺伝子が働かなくなるという説もあります。

私たちの体は、糖化や活性酸素など、さまざまな原因で老化していきます。長寿の人と短命の人は、老化のスピードに差があるだけで、老化そのものを完全に止めることは誰にもできません。

老化のスピードを決めるのは、やはり、血流のよさと免疫力でしょう。

ぎんさんの五女の蟹江美根代《みねよ》さんは、インタビューに「4人で喋って、アハハと笑ってストレス解消しています」と答えています。

笑うと副交感神経が上がり、リンパ球の活性が上がり、免疫力が上がります。笑うことでガン細胞を攻撃するＮＫ細胞（ナチュラルキラー細胞）が増えるので、ガンにもなりにくくなります。

きんさんぎんさんも、いつもニコニコ笑って、お喋りを楽しんでいました。そのような、怒らない、おだやかな生活習慣の中に長寿の謎の答えがあるのかもしれません。

若返りのカギ、ミトコンドリアを活かせないのはこんな人

現在、人類史上もっとも長生きした人は、フランス人女性のジャンヌ＝ルイーズ・カルマンさんです。彼女は１８７５年にフランスのアルルで生まれ、１２２年と１６４日生きました。

85歳からフェンシングを始め、100歳までは自転車に乗っていたというエピソードが残されていますから、相当活動的な女性だったのでしょう。

カルマンさんは、若い頃、アルルの画材店で画家のヴィンセント＝ヴァン・ゴッホに会い、後日、そのときの印象を「汚くて厭《いや》らしい男だった」と語って記者を驚かせました。まさに生き字引のような方です。晩年になってもテレビや雑誌の取材に応じるなど、脳も体も若々しくエネルギッシュだったそうです。

カルマンさんの体の中ではどんなことが起きていたのか、大変興味深いところです。

私の想像ですが、おそらく、100歳くらいまでは、血液はサラサラ、血管は弾力があって柔らかく、免疫力も高くてめったに風邪をひかない方だったのではないかと思います。腸内環境がよく、腸の中には善玉菌が豊富で、便通もよかったのでしょう。

それに加え、細胞内の**ミトコンドリア**の数が多く、エネルギーがたっぷりとつくられていたのだろうと想像されます。

ミトコンドリアは、私たちの体を構成する細胞ひとつひとつの中にある小器官のひとつです。皆さんも、理科の授業で習ったでしょう。体を動かすエネルギーであるATP（アデノシン三リン酸）をつくるのが、おもな働きです。人間が生きていくために使えるエネルギーはATPだけです。

ミトコンドリアの働きが悪いとエネルギーの供給量が不十分になり、体全体の機能が衰えます。

カルマンさんが100歳を超えても、なおエネルギッシュに活動できたのは、それだけのエネルギーが体内で産生されていたためと考えられます。ミトコンドリアは質、量ともに優れていたのではないでしょうか。

ミトコンドリアは、通常、年齢とともに減少します。また、加齢にともなってミトコンドリアのDNAが変異し、ATPの産生能力もダウンすることがあきらかになっています。

日本医科大学の太田成男《おおたしげお》教授の研究によると、ミトコンドリアの減少や質の低下で体内のエネルギーが不足することが、老化の一因になっていると考えられるそうです。

体内で利用できるエネルギーの量が減ると、体は呼吸や体温調節など、まずは生きるために最低限必要なところにエネルギーを使います。そうすると、それ以外の部分はエネルギー不足になり、脳や内臓の働きが衰える、疲れやすい、肌が荒れる、太りやすくなるなどのいわゆる老化現象が現われるのです。

太田教授によれば、減っているミトコンドリアの量を増やすと、ある程度の若返りができるようです。そのためには有酸素運動をして、ミトコンドリアを多く含む筋肉細胞を増やすことと、ときどき寒さや空腹を感じて、細胞がエネルギーをつくるのをサボらないようにするのが効果的だといわれています。

ただし、ミトコンドリアはＡＴＰをつくるときに、同じだけの活性酸素を出すのもわかっています。

怒りやストレスなどで自律神経のバランスが乱れていると活性酸素がうまく処理できず、細胞やミトコンドリアのＤＮＡが傷つきます。このような状態では、いくらミトコンドリアを増やしても若返りの効果は期待できません。

私たちの研究では、**ミトコンドリアが元気でＡＴＰをたくさんつくっているとき**

は、副交感神経の働きがアップすることがわかってきました。副交感神経の働きが上がっていれば、少しくらいの活性酸素は処理できるので、心配ありません。

ミトコンドリアの若返り効果を十分に活用するには、ミトコンドリアを増やしながら、**怒りやストレスをコントロールして自律神経のバランスが乱れないようにすることが**重要です。その方法は第４章以降でご紹介します。

若返りの秘訣は、ミトコンドリアと自律神経だと覚えてください。２つの条件が揃ったときに、若返りの効果が発揮されるのです。

なぜトップアスリートは、激しい「疲労」が続いても結果を出せるのか

私が自律神経のトレーニングで交流があるアスリートの皆さんは、自分のトレーニングと試合に加えて、スポンサーとの交渉、イベントへの参加など、非常に過密なスケジュールを普段からこなしていらっしゃいます。

たとえば、F1レーサーのスケジュールを見ると、シーズン中は1、2週間おきの週末にレースが開催されています。選手は、その間に別の国へ移動して、前のレースの疲労を回復し、車のセッティングを調整、テストを行ない、予選と本戦に臨《のぞ》まなくてはなりません。これが1年のうちの8カ月間、途中に1カ月の休みをはさんで続きます。

大勢のスタッフが付いているとはいえ、普通の人だったら、毎週のように移動をするだけでも大変な話です。テニスやサッカーなども同様で、世界を転戦するというのは並大抵の体力ではできません。

トップアスリートとよばれる人々は、強靭《きょうじん》な肉体と精神を生まれつき持っているのだと思うでしょう。もちろん、そういう面もありますが、それだけで選手生活を続けていけるものではありません。どんなに優秀な選手でも、心身のコンディションを整えるための工夫や努力をしていなければ、決していいパフォーマンスを発揮することはできないのです。

トップアスリートの最大の敵は「疲労」だといえます。

過酷な状況で最高のパフォーマンスをすれば、誰でも疲れます。問題は、いかに疲れを早く回復させるか、疲れを残さないか、という点です。

疲れやすさの原因が、トータルパワーの低下やイライラによる活性酸素の発生であることは、先にお話ししたとおりですが、トップアスリートの場合は、くたくたに消耗した「疲労」です。

このコントロールがうまくできている人は、プロとして続けていけるのです。疲れが残るとケガもしやすく、本番に集中できません。


疲れを残さないのは、トップアスリートに限らず、ビジネスパーソンにとっても重要でしょう。朝から電車で吊革を握って舟をこいでいる人を見かけると、「これではまともな仕事はできないだろうな」と気の毒になります。

疲れがたまると、栄養ドリンクを飲んでも回復できません。コーヒーやタバコで頭がさえた感覚になれるのも、一時的なものでしょう。むしろタバコを吸うと疲れやすくなるので、ヘビースモーカーの人は自ら寿命を縮めているようなものです。なかには、疲労が極度にたまると覚せい剤やコカインに手を出す人もいます。薬が効いているときは疲労が回復したように感じても、疲労物質はなくなっていないので、薬が切れたらどっと疲労感に襲われます。

じつは、**怒るだけで、疲労物質はたまります。**

怒りで交感神経が活発になると、血管が収縮して血液の循環が悪くなります。すると細胞は低酸素・低体温状態になり、ミトコンドリアの働きがダウンします。ミトコンドリアがＡＴＰをつくらなくなると、細胞は別の仕組みでエネルギーを産生し始めます。それが、無酸素でも働く「**解糖系**」という仕組みです。**解糖系では、エネルギーを産生するとき、副産物として疲労物質である乳酸《にゅうさん》ができてしまいます。**この解糖系が筋肉の細胞で働くと、筋肉疲労が起こります。その結果、だるさや疲れがとれないという症状になるのです。

疲れをとるには、やはり副交感神経を高めるしかないでしょう。

副交感神経が上がると血流がよくなり、ミトコンドリアの働きも活発になります。

そのため、疲労回復のスピードも速くなるのです。

第4章 この習慣で「イライラしない体」をつくる

口角《こうかく》を上げ、笑顔でいるだけで変わる

第3章では、怒りがいかに体を傷つけているか、その恐ろしさについてお話ししてきました。細胞、血液、血管へのダメージだけでなく、疲労や老化にまで影響を及ぼすというお話でした。ここから、怒りをコントロールするお話に移りましょう。

まずこの章では、**怒りに振り回されない体づくり**についてお話ししていきます。「かっ」となったり、イライラや憂鬱《ゆううつ》になりにくい体に整えていきましょう。

第3章で星一徹の例を挙げましたが、いつも不機嫌《ふきげん》な表情の人は、皆さんのまわりにもいるでしょう。

何か苛立《いらだ》つようなことがあったから不機嫌なのか、それとも不機嫌な表情をしているから苛立っているのか。ニワトリが先か卵が先か、というような話ですが、最初のきっかけはどちらであれ、**不機嫌な表情をしている限り、イライラは余計に募ります。**交感神経が活発になり、血の流れが悪くなっているので、脳に血がうまく回らずに症状は悪化し、さらに苛立つという悪循環に陥《おちい》るのです。

表情を変えると血の巡りが変わるので、気分も落ち着いてきます。気分が落ち着いたら表情も和《なご》やかになると思われがちですが、先に表情を変えるほうが副交感神経は優位に働き、落ち着きを取り戻せるのです。

緊張しているときも同じです。

顔がこわばっていると交感神経の働きが強まり、血の流れが悪くなり、呼吸も浅くなって緊張が余計に高まっていきます。頭が真っ白になるのは、脳に血が回っていないからです。

これは気分を無理やり変えるとどうにかなるという問題ではありません。

表情を変えると副交感神経が作用して血の流れは通常に戻り、自律神経は整うのです。そうすれば自然とリラックスできます。

ちなみに**リラックスとは、いつでも笑えるような状態のこと**です。最近笑ってない人は、交感神経が強まり、自律神経が乱れている可能性大です。

眉間《みけん》にしわを寄せたり、奥歯を嚙《か》みしめたりしていないでしょうか。

笑う気分でないときは、口角を上げて作り笑いをするだけでも副交感神経の働きはアップします。**口角を上げ笑顔でいる。**この習慣でイライラしにくい体に変わるのです。

背筋を伸ばしゆっくり歩く

もうひとつ、何気ないしぐさを変えるだけでイライラしない体になれる秘訣をお教えしましょう。それは**姿勢**です。

健康は、いかに質のよい血液をひとつひとつの細胞に行き渡らせるのかが重要ですが、それはイライラ体質を改善することにもつながっています。

姿勢が悪いと呼吸が浅くなり、血流が悪くなって首の痛みや肩こりを引き起こします。長時間のデスクワークで肩こりが起きるのは、姿勢が崩れて血の巡りが悪くなるからです。

そして呼吸が浅いと交感神経が優位になるので、ちょっとしたことでイライラしてしまいます。これが積もり積もると、感情が爆発してしまうのです。

職場で怒りっぽい人の姿勢をよく観察してみてください。おそらく、猫背気味になっているのではないでしょうか。

歩くときは前かがみになり、デスクワークをしているときは完全に猫背気味。そういう人は、自律神経のバランスが崩れやすいのです。

背筋を伸ばすと気道が開きます。気道が開くと、呼吸をしたときに肺に入る酸素の量が増え、毛細血管や細動脈といった末梢《まっしょう》血管が拡張します。すると体の細胞のすみずみにまで酸素と栄養が行き渡るのです。脳に送る酸素の量が増えると、自律神経のバランスも安定してきます。

たかが姿勢と思われがちですが、イライラや憂鬱な気分になりそうなときにも即効性があるので、ぜひ今からご自分の姿勢に意識を向けてください。怒りの頻度が格段に少なくなるはずです。

イライラしていることに気づいたときは、背筋を伸ばしてゆっくり歩いてみてください。

「ため息」と「1対2の呼吸法」で血流がよくなる

怒らない体をつくるには、脳への酸素量を増やす必要があることは説明しましたが、そのためには呼吸も重要なのです。

そこで私がおすすめするのは、**「ため息」と「1対2の呼吸法」**です。

ため息をつくと幸せが逃げていく、憂鬱な気分になるなど、マイナスイメージがありますが、自律神経のバランスという点からいうと、ため息をつくのは決してマイナスではありません。

イライラしているときは交感神経が過剰になって呼吸が浅くなります。大きなため息をつくと、その後に入ってくる空気が自然と多くなるので、体のすみずみまで酸素が行き渡り、自律神経が安定しやすくなります。深いため息の後は、末梢の血流がみるみるよくなることが実験でも確かめられています。だから、なるべく深く大きなため息をついたほうが効果的です。

そして、ぜひ習慣にしていただきたいのが「1対2の呼吸法」です。

「1対2の呼吸法」とは、

①3~4秒かけて、息を吸う。

②6~8秒、ゆっくり、長く息を吐く。

これを、**約3分間**続ける呼吸法です。

ゆっくり、長く息を吐くことで、肺が入っている胸腔《きょうくう》という胸の空間内部の圧力が上がります。胸腔の中には圧力を感知する受容体があって、この受容体が刺激されることで副交感神経の働きもアップします。**息を吐く時間が長いほど、受容体が刺激される時間も長くなるので、副交感神経の働きがより上がるのです。**

これはセンサなどの自律神経の働きを測る機械を装着して測定してみると一目瞭然《いちもくりょうぜん》です。自律神経が乱れていても、1対2の呼吸法を続けるうちに、交感神経と副交感神経のバランスが程よく保たれるようになります。

肺の構造上、しっかり息を吐いていなければ、うまく吸うことはできません。

水泳の息継ぎは、水中で少しずつ息を吐き、顔を上げたときに思いきり吸うのが基本です。それと同じで、肺の中の空気が空っぽになっているときほど、新しい空気をたくさん吸い込むことができるのです。

また、**息を吸うときは背筋を伸ばし、やや上を向くようにするとより多くの空気を吸い込めます。**酸素の量が増えると、末梢血管を広げるように副交感神経の働きがアップして、全身の血流がよくなります。それにより、副交感神経の働きがよくなって、交感神経の過剰な興奮が抑えられるのです。

呼吸の話をすると、腹式呼吸のほうがいいのか、丹田《たんでん》を意識したほうがいいのか、とよく聞かれます。でも、あれこれ複雑に考えずに、自分のやりやすいように呼吸をするのが一番です。あまり意識しすぎると交感神経が上がってしまい、せっかくの呼吸の効果が薄れてしまうでしょう。

ただし、**口呼吸よりは鼻呼吸のほうがいい**でしょう。口呼吸は空気中の病原菌やほこりを吸い込んでしまいますし、口の中が乾燥して唾液の分泌が悪くなり、虫歯になりやすくなったり、消化が悪くなることもあります。

1対2の呼吸法を毎日続けると、自律神経のトータルパワーもアップします。

また、イライラを静めるためにも、この「ため息」と「1対2の呼吸法」は即効性がありますので、ちょっとイラついたと思ったときにもぜひ試してみてください。

丁寧に宛名を書くだけで、副交感神経はアップする

ゆっくりした動作も、イライラしない体をつくるために大切にしたい習慣です。

せかせかした動きは交感神経の働きを上げてしまいますが、ひとつひとつの動作を丁寧に、ゆっくりと動くと副交感神経の働きがよくなってきます。

私は、イライラしそうなときほど、ゆっくり体を動かすようにしています。ゆっくりと歩き、たとえば宅配便の送り状を書くときも、書き殴らずに一字ずつ丁寧に書くようにします。

早口でまくしたてたり、大声を上げたり、早足でどたどたとオフィスを歩きまわるなどすると、気分もすっきりして、仕事をしている気になりますが、これは交感神経をむやみに上げる行動にすぎません。むしろゆっくりとした行動をとれば、自律神経も安定しますので、結果的にケアレスミスもなく、仕事や作業のスピードも仕上がりもアップします。

ゆっくり動くこと、同時にため息などの深い呼吸をする。この数秒の余裕を持つ習慣を身に付けることも、怒らない体をつくる基本なのです。

暴飲暴食も原因だった

暴飲暴食は、誰もがよくないと思っている習慣のひとつです。

ところが、体に悪いとわかっているけど止められないことのトップ3に必ずランクインするように、誰もがついついやってしまうことでもあります。

暴飲暴食が生活習慣病やメタボリックシンドローム、胃炎、胃潰瘍、便秘などの原因になることはよく知られています。けれども、怒りっぽくなる原因になることはあまり知られていません。

暴飲暴食で怒りっぽくなる原因のひとつが、血糖値の急降下です。

暴飲暴食をして血糖値が急激に上がると、大量のインスリンが分泌され、血糖値は急降下します。自律神経は急激な変化に弱いので、このような血糖値の急激な変化によって、バランスが乱れやすくなります。自律神経のバランスが乱れると、些細《ささい》なことでもイライラして、怒りっぽくなるのです。

ストレスがたまると、スナック菓子をペロリと一袋食べてしまう人もいるでしょう。これも怒りやすくなる行動です。

1980年代にアメリカで、少年院に収容されている少年を対象に、砂糖の摂取を減らしたグループと一般的な標準食のグループに分けて調査した研究があります。

砂糖の摂取を減らしたグループは、おやつを果物にし、清涼飲料水や炭酸水を100%果汁ジュースに替え、砂糖の代わりに野菜や果物ジュースを煮詰めたシロップで調理しました。その結果、砂糖を普通に摂取していたグループに比べて、反社会的行動は46％減少し、暴行も82％減り、盗みの減少（77％減）、服従違反の減少（55％減）など、あきらかに凶暴な行動が減ったのです。

いわゆるキレやすい子どもは、砂糖の過剰な摂取も一因になっているのかもしれません。

さらに、凶暴な子どもほど、ビタミンB_1、ビタミンB_2、葉酸《ようさん》、カルシウム、鉄などの重要な栄養素が欠けていました。ビタミンやカルシウムの不足と食品添加物の影響がキレやすさに関係しているのではないかと考えられます。

もちろん、このような傾向はアメリカに限った話ではありません。日本でもキレやすい若者、キレやすい大人は昔に比べて増えています。やはり偏食と暴飲暴食の影響が考えられるでしょう。

また、お酒を飲むと「笑い上戸」「泣き上戸」など、人格が変わる人がいます。怒りっぽくなったり、喧嘩《けんか》っ早くなる人も少なくありません。このような変化はアルコールによって脳の抑制系が働かなくなるために起こるものと考えられています。要するに、普段は抑えられている怒りが、アルコールの働きで表面に出てくるのです。

お酒はほどほどに飲む分には副交感神経が高まってリラックス効果が生まれるのですが、飲みすぎると交感神経が過剰になって興奮状態になります。そして大量にお酒を飲んだ翌日は、二日酔いで体調が悪くなります。当然、自律神経は乱れているため、いつも以上にイライラします。

バランスのとれた食事と適度なお酒は、自律神経を安定させ、怒りが生じにくくなる根本です。

寝不足が「怒り」を生み、「見えない怒り」が悪い睡眠をつくる

私が見ている限り、**眠りが浅い人は怒りやすい性格**のように感じます。のんびりでおだやかな性格の人は、眠りも深いようです。

怒りは睡眠にも影響を及ぼします。

仕事や家庭内の問題などで、**イライラしたり怒ったりして交感神経の働きが過剰に**

なっているときは、副交感神経の働きが上がらないために、なかなか寝つけなかったり、眠りが浅い状態になってしまうのです。

睡眠不足は自律神経のバランスを大きく乱します。もともと自律神経のバランスがいい人でも、睡眠不足になるとすぐにバランスが崩れてしまうほどです。

自律神経のバランスが乱れると、ますますイライラしやすくなって、質のよい睡眠がとれないという悪い流れができてしまいます。

質のよい睡眠のためには、眠る前2、3時間は交感神経が上がるようなことを、できるだけ避けなければなりません。

布団の中に入ってから、「なんであの部下は仕事が遅いんだ」とイライラしたり、「明日も失敗したらどうしよう」とくよくよ悩んでいたら、自律神経は乱れたままです。眠る前にテレビを見る、明るいパソコンの画面を長時間ながめる、カフェインの入った飲み物を飲む、熱いシャワーを浴びるなども、交感神経を高めてしまいます。

自律神経には、**日内変動**とよばれるアップダウンがあります。

日中は交感神経が優位になって体が活動的になり、夜間は体を休めるために副交感神経が優位になります。

人間が眠くなるのは、交感神経が優位の状態から、副交感神経が優位に移るときです。夜になると自然に眠くなるのは、自律神経の日内変動によるものです。

健康な大人の場合、一晩のうちに、深い眠りであるノンレム睡眠と浅い睡眠のレム睡眠を約90分ごとに４、５回繰り返します。

眠りについてから最初の約３時間は副交感神経が優位になるため、深い眠りのノンレム睡眠の時間が長くなります。朝が近づくと交感神経が優位になってだんだん眠りが浅くなり、レム睡眠の時間が増え、やがて目が覚めます。

ノンレム睡眠とレム睡眠のバランスが、ちょうどいい状態に保たれているのがよい睡眠だと言えます。

寝つきが悪い、眠りが浅いという感覚は、交感神経と副交感神経の切り替えがうまくできず、最初に十分なノンレム睡眠がとれないときに起こりやすくなります。

自律神経のバランスが乱れている人や、日内変動の周期がずれている人は、夜になっても眠れなかったり、昼間眠くてたまらなかったりします。質のよい睡眠のためには、朝起きて朝日を浴び、昼間は体を動かして交感神経の働きを適度に上げておくことが大切です。週末にだらだらと寝てしまうのも、日内変動を乱す原因です。

眠りが浅いと感じる人は、まずは日頃の生活パターンを見直してみることです。副交感神経が上がるよう心がけると、なかなか寝つけなかった人も眠れるようになります。

それは特別な方法ではありません。

・部屋の電気を暗くする
・お風呂では、39〜40℃のぬるめのお湯に15分つかる
・軽いストレッチをする

こうしたちょっとしたことで副交感神経はアップします。

眠るためにアルコールを飲むのはおすすめできません。アルコールは一時的に眠気を催しますが、その後、交感神経を刺激します。体にとってアルコールは刺激物で

す。アルコールを飲んで交感神経が高まると、レム睡眠とノンレム睡眠のバランスが崩れ、睡眠の質が悪くなってしまうのです。

ゴルフのスコアは前日の過ごし方で決まる

睡眠についてのお話をもうひとつしましょう。

私はゴルフが好きなのでたまにゴルフ場に出かけますが、じつは**大事なのは当日ではなく、前日の過ごし方です。**極端にいえば、その日のスコアはスタート前に決まっていると言えます。

ゴルフはメンタルなスポーツといわれるように、寝不足でゴルフなどをしたら散々な結果になるので、**前日の夜はぐっすり眠る**のが基本です。

睡眠と怒りの負の連鎖については前項でお話ししましたが、熟睡するために重要なホルモンであるメラトニンを作り出すのは、日中に作り出されるセロトニンというホルモンです。だから、プレイ前日の夜だけでなく、日中の生活リズムから気をつけておく必要があります。自律神経が乱れていたら、セロトニンもメラトニンも十分に分泌されません。

そして、**当日は1時間前にはゴルフ場に着くように、余裕を持って早起きします。なぜなら、朝起きたときの自律神経のバランスは、1日中続いてしまう**からです。もし寝過ごしてあわてて起きたなら、その時点で自律神経は大きく乱れます。さらに車を飛ばしてゴルフ場に向かうと、本人は意識していなくても心拍数が上がり、呼吸数が少なくなります。通常1分間で14回くらいの呼吸が、5、6回程度になってしまうのです。すると低酸素状態になり、それを血液で補《おぎな》おうとするので、自律神経は大きく揺れ動きます。

こんな状態でプレイをしても、調子は上がりません。

スポーツをする前には、体の準備運動と同時に、自律神経も整えておくことが必要なのです。

つぶやくと花粉症は悪化する

私は以前から花粉症で、毎年春になると鼻水やくしゃみ、目のかゆみなどに悩まされています。それだけではなく、鼻やのどに炎症が起こるため、風邪をひいたときのような体のだるさや頭がぼーっとする感じが、花粉の季節の間はずっと続きます。おそらく、自律神経を計測したら相当乱れているでしょう。

花粉症などで体調が悪いときも、怒りが生まれる条件のひとつです。

私も花粉症の症状が続いているときは、必要以上に神経質になり、ちょっとしたことで怒りっぽくなっています。

こういうとき、「花粉のやつ、腹が立つ！」と思わずつぶやきそうになりますが、グッとこらえています。

怒りのつぶやきにより血管が収縮して、アレルギー症状はさらに悪化してしまうのです。アレルギー症状がひどくなると、ますますイライラがひどくなるという悪循環に陥るのは目に見えています。

花粉でも何でも「嫌《いや》だな」と思うだけで、交感神経の働きが高まって血管が収縮します。そのときに、**嫌だという思いを口に出してしまうと、さらに交感神経の働きが活発になり、血管の収縮度合いも強くなるのです。**

怒りは、言葉にして口に出すことでさらに増幅されます。こういうときは、沈黙しているに限ります。

花粉だけでなく、人に対して腹が立ったとしても、口に出さないこと。

相手に面と向かって「何だ、お前!」などと怒りを爆発させると、相手も自分も自律神経が乱れます。まわりにほかの人がいたら、みんなの自律神経が乱れて緊迫した雰囲気になり、さらに自律神経はコントロールできなくなります。

「腹が立ったときに黙っていると、余計にストレスがたまりませんか?」と聞かれることもありますが、怒りを爆発させたときに比べれば、沈黙したほうが数倍も数十倍もダメージが少なくて済みます。沈黙していれば、自分で怒りを増幅することはありませんし、ほかの人に嫌な思いをさせません。後は、自分の中で解決すればいいので、ダメージとしては最小限にとどめられるのです。

怒りのこのような性質を知ると、カッとなって余計なことをポロッと口に出すデメリットがどれだけ大きいかを理解していただけると思います。

頭にくると、ついつい怒りを爆発させたくなりますが、そこでじっと踏みとどまって沈黙してください。

怒らない体をつくるためには、つぶやきで血管を収縮させない。つぶやきで体調を悪化させない。繰り返しますが、沈黙は最良の方法なのです。

第5章
人生を9割よくする怒りのコントロール法

1 「ここ一番」で120%の力を出す

第2章でお話しした「怒りが生まれる5つの条件」でも触れたように、ここ一番というときはどうしても怒りが生まれやすいものです。

そんなときにおすすめしたいのがこのテクニックです。私も実践していますが、瞬時に怒りをコントロールする方法です。大切なのは、小さな怒りを大きな怒りへエスカレートさせない、即効性あるスキルであること。大切な商談やプレゼンテーション、試合や試験のときに乱れない方法です。

ゆっくり水を飲む

苛立《いらだ》ったときや怒りに感情を支配されそうなときは、ひとまず水を1杯飲んでみてください。それも一気に飲み干すのではなく、**体中に水がしみわたっていくようなイメージを思い浮かべて、ゆっくり飲むこと。**そうすれば高ぶっていた交感神経が静まり、自律神経が整うので、気持ちも落ち着いてきます。

講演会などに行くと、たいてい壇上に水が用意されています。あの水はのどを潤《うるお》すという意味もありますが、それ以上に緊張をほぐす効果があります。水を飲むことで胃腸が刺激され、副交感神経の働きがよくなって、過剰になっている交感神経を抑えるのです。副交感神経の働きが活発になると、血液の循環がよくなり、気持ちが落ち着いてきます。加えて脳の働きもよくなるので、人前で話すときには水を携帯しておくことをおすすめします。プレゼンや会議などで発表するときも、話す前や話している最中に水を飲めば、高ぶった気分が静まり、落ち着いて話せるでしょう。

緊張している演者ほど、よく水を飲みます。たとえ水で緊張がほぐれるという知識がなくても、体が自然にバランスをとろうとするからです。

また、怒りを感じたときだけではなく、水は意識的に摂《と》るべきです。

私たちの体にとって、水は必要不可欠なものです。

大人が健康に活動するために必要とする水は、１日１～２リットル。１日を通じてこまめに水分補給をしたほうが、体の調子がよくなります。

水を飲むことのメリットは、汗や尿で体外に排出された水分を補《おぎな》うだけではありません。

朝起きてコップ1杯の水を飲むと、胃が刺激されます。胃が刺激されると反射的に大腸が動くため便秘の解消になります。

また、朝食の後、ランチの前、ランチの後、午後のお茶の時間など、ちょこちょこ水を飲んで胃腸が刺激されると、副交感神経の働きがよくなります。日常的に自律神経のバランスが整って、血液の循環もよくなるのです。

脱水状態で気分が悪くなるのは、電解質のバランスが崩れる前に、副交感神経の働きがダウンして血管が収縮し、全身の血行が悪くなるためです。やはりこまめに水を摂るのは、自律神経のためにも、血液のためにも重要なのです。

気持ちを静める色と香りとは？

第2章でもモーグルの選手のウエアの例で触れましたが、怒りと色についてもう少し詳しくお話ししましょう。

とある女子プロゴルファーに指導したときのことです。

その選手はドライバーを打つ前に軽いパニックを起こして頭が真っ白になってしまい、惨憺《さんたん》たる結果になっていました。私はすぐに問題点に気づきました。彼女は赤いドライバーを使っていたのです。**赤は交感神経を高める色なので、必要以上に緊張してしまった**のでしょう。

そこで、普段サブで使っている黒のドライバーに替えて打ってもらったところ、交感神経と副交感神経のバランスがとれるようになったのです。

色は、自律神経に影響を与えるひとつの要素です。

イライラしたときに、窓の外の緑を眺めるだけで落ち着くことがあるでしょう。それは**緑は副交感神経に作用し、心を落ち着かせる色**だからです。

屋外に緑がないときは、室内の観葉植物でもいいでしょう。仕事中によくイライラする人は、机の上に小さな観葉植物などを置いておくと効果的です。

一般に、青や緑などは気持ちを落ち着かせ、赤やピンクは気持ちを高揚させると言われていますが、あまり気にしないで、**自分が好きかどうか、心地よいと感じるかどうかを基準に選んでください。**

前述のプロゴルファーは、プレイ中は交感神経が高い傾向があったので、赤をやめただけです。普段も副交感神経が高めの人は、むしろそういう興奮を促《うなが》す色を身に着けたほうがいいケースもあります。

体調や精神状態によって、選ぶ色も変わるでしょう。心身が疲れているときは、青や緑を選ぶ人が多く、赤やオレンジを選ぶときは心身が好調でやる気に満ちているときが多いと言われています。

もし特別な理由もなくイライラや鬱々とした気分が続いているようなら、自分がよく使うグッズやファッションの色を見直してみてはいかがでしょうか。

また、季節に合った色を身の回りに置くのもおすすめです。夏は青、緑などの寒色を増やすと体感温度が下がります。冬はカーテンやクッションなどの色を赤やオレンジといった暖色に変えると自律神経のバランスがよくなります。

アロマテラピーに代表されるように、**香りにも自律神経を整える効果があります。好きな香りを嗅《か》ぐと副交感神経の働きがアップします。**

一般に、ラベンダー、カモミール、サンダルウッド、ネロリなどの香りには鎮静効果があり、心を落ち着かせたり、安眠効果があると言われていますが、色と同様に、**自分が「好きだ」「心地よい」と感じる香りを選ぶ**ことが大切です。

アロマオイルを使って本格的なアロマテラピーを受けられれば理想的ですが、好みの香水をつけるだけでも副交感神経の働きがよくなります。お風呂に好きな香りの入浴剤を入れると、自律神経のバランスも整い、リラックスできるでしょう。

風の香りを嗅ぐ

２０１３年２月、プロゴルファーの横田真一《よこたしんいち》さんが順天堂大学大学院の医学研究科医科学専攻修士課程に合格し、話題になりました。現役のプロゴルファーが大学院で研究をするのは異例のことです。

じつは横田さんは、11年から同大医学部の私の研究室で、スポーツ選手と自律神経の関係などをテーマに研究していたのです。その1年前、横田さんは石川遼《いしかわりょう》プロの追い上げを振り切り、13年ぶりとなるツアー優勝を飾りました。シード落ちを経験するなど、苦しい時期もあったのですが、見事返り咲いたのです。

私は大会が始まる前日に、ゆっくり深い呼吸をするよう教え、さらに**「ここぞというショットの前に、芝生の匂いを、風の香りを嗅いでください」**とアドバイスしました。ゆっくり呼吸をすると副交感神経が高まって神経の高ぶりを抑えられ、さらに自然を感じることで副交感神経が瞬間的に高まり、平常心を保てるからです。おそらく、私が指導するまでは、パターのときに呼吸を止めていたのではないでしょうか。

そのアドバイスが功を奏したのか、優勝した後、自律神経に興味を持って自分で研究を始めました。毎日自分の自律神経を測定し、内臓の調子が悪いと副交感神経の働きが下がることがわかり、食べすぎないよう注意するようになりました。以前は腹11、12分目ぐらいだったのを、最高でも腹９・５分目で抑えるよう食生活を改善したのです。朝起きて数値を測定し、その状態を見て運動したり、リラックスするために音楽を聴くなど、自律神経のバランスを上手に保つよう心掛けていました。

音楽でバランスを整える

音楽を聴くことで自律神経を整える効果があることもわかっています。

ただ、どんな音楽でもいいというわけではありません。

スポーツ選手が試合前に音楽を聴いて集中力を高めているのは、よくある話です。

有名なのは、高橋尚子《たかはしなおこ》選手がシドニーオリンピックのレース前に、ｈｉｔｏｍｉさんの「ＬＯＶＥ２０００」という曲を聴いていたというエピソード。ご存じでしょうが、この曲はかなりアップテンポです。このとき、高橋選手はうまくテンションを上げて金メダルをとることができました。

そこで怒りと音楽の関係ですが、**怒りを感じているときも、音楽を聴くと心は休まります。**

私がすすめるのは、明るくてテンポがゆったりした**ヒーリングミュージック**や、波の音や風の音などが入った**ネイチャーサウンド**です。こういった曲は、以前から心を落ち着けるといわれていました。

私が行なった実験で、実際にヒーリングミュージックを聴いた人の自律神経を測ると、聴く前は交感神経が6割ほどを占めていても、聴取中にぐんぐん副交感神経が高まって7割ほどになり、聴取後も10分間測り続けると、副交感神経は7割をキープしていました。

仕事中にイライラしているときは、ちょっと休憩を取ってこういった音楽を聴くと、気持ちが落ち着くでしょう。カリカリしたまま仕事をすると作業効率が悪くなります。まずは自律神経を整えてから仕事を再開したほうが、格段と作業がはかどります。

プレゼンを成功させる2つの習慣

本章では、大切な場面でイライラしない方法をお話ししていますが、第4章でお話ししたことも加えた左の6つは、「ここ一番」という時の怒りをコントロールするのにとても有効です。

・水を飲む
・身に着けるもの（服など）の色を工夫する
・好きな香りを嗅ぐ
・姿勢をよくする
・「1対2の呼吸法」をする
・ゆっくり歩く、ゆっくり話す

この項の最後にプレゼンテーションを成功させるコツを2つお話ししましょう。

私がビジネスパーソンによく指導しているのは、**「会場に入ったら時計を探す」**という方法です。

たいてい、どの会場にも時計が壁にかかっています。時計を見つけることに集中すると冷静になれるので、交感神経の高ぶりを抑えられるのです。

もし時計が見つからなかったとしても、緊張から意識をそらせるのが目的なので、気にする必要はありません。落ち着いて話し始められるでしょう。

また、**手首をトントンと軽く叩く**のも、副交感神経に効果があります。手首の外側、つまり腕時計の文字盤がくるほうを、もう一方の手の薬指と中指で軽くリズミカルに叩くと、苛立ちや焦りが落ち着いてきます。

もしくは、指先でテーブルなどをトントンと叩くのも効果があります。テーブルを叩いたらまわりに注目されそうなときは、太ももや腕を軽く叩きましょう。

　このとき、**一定のリズムで叩く**のがポイントです。一番集中できるのはメトロノームのように音を一定に刻むリズムであり、乱れていた自律神経が安定していきます。小刻みなリズムでは余計にイライラしてしまうので、やはり**ゆっくりしたリズムを刻み、それに呼吸を合わせると副交感神経が上がってきます。**

2 時間の使い方を変える

忙しいときほど、予定を入れない１日をつくる

　現代の日本では、多くの人がスケジュールに追われています。

　ここ数年、首都圏では、電車の乗客が駅員に暴力を振るう事件が増加しているというニュースがありました。私から見れば自律神経が乱れている乗客と自律神経が乱れている駅員の間でトラブルが起こるのは、当然のように感じます。電車が遅れて約束に遅れそうなときは、怒りが爆発する一歩手前の状態です。駅員さんに電車の到着時

刻を尋ね、駅員さんも多忙なのでそっけなく返されたから、怒りが爆発した。そのような些細《ささい》な原因で大事になってしまったのではないでしょうか。

毎日ぎっしりと予定を入れて忙しくこなしているときは、交感神経の興奮状態が続きます。忙しいときほど、適度に副交感神経の働きを上げるように意識していないと、夜になってもリラックスできず、眠れなくなったり、集中力がなくなったり、胃腸の働きが悪くなったりして、さらに自律神経は乱れやすくなります。


私自身も、日々の診療の合間に学生の授業、会議と、毎日忙しく働いていますが、あまり忙しい日が続くとコンディションを整えるのが難しくなります。仕事がなかなか進まなかったり、ちょっとしたことでイライラしたりするのは、コンディションが崩れている兆候です。

だから、**私は予定がぎっしり詰まってくると、何も予定を入れない日を1日つくるようにしています。**

忙しい人は「そんな時間はつくれない」と思うかもしれませんが、やってみると、意外に問題ないことがわかります。どんなに仕事が忙しい人でも、優先順位を付けて振り分けてみると1日くらい余裕が生まれるものです。もちろん、遊びの予定も入れないようにします。朝から晩まで予定を入れず、のんびりと過ごす日をつくるのです。

人間は、**やらなければならない予定があると考えるだけで、交感神経の働きが活発になりリラックスできません。**予定がない日をつくると副交感神経が十分に働きます。乱れた自律神経の働きを整え、リセットするには絶好のチャンスとなるのです。

もちろん、やりたいことがあればやってみるのはかまいません。

予定がない日をつくると、急がなければならない仕事はさっさと済ませるようになります。かえって仕事の能率が上がるのです。時間はまだまだあると思うと気が緩み、ついダラダラと仕事をこなす人も多いでしょう。そして時間は失われていくのです。

予定がない日を過ごして自律神経をリセットした後は、心身のコンディションが整い、パフォーマンスが上がっていることを実感できると思います。

予定がない日を予定するのは、どこか矛盾しているようですが、自律神経をリセットするには最良の方法だといえるでしょう。

メールは振り分けるだけ、電話は出ない時間を決める

仕事中にも次々と届くメールや、ふいにかかってくる電話は、案外、煩《わずら》わしいものです。そのたびに仕事が中断されてしまうだけでなく、自律神経を乱すという意味でも仕事の妨《さまた》げになります。

電話やメールの対応は、一見何でもないことのようですが、意外に細かく神経を使います。上司や取引先との電話の場合は、敬語を使ったり、ミスがないようにと、数分間の会話でも頭をフル回転させているでしょう。

また、**一度仕事を中断してペースが乱れると、自律神経も乱れ、元に戻るまでには時間がかかってしまいます。**

私も、以前は届いたメールにはすぐに返信していましたが、だんだんとメールが増えて手が廻らなくなってきました。

そこで、**メールチェックは１日３回、１回20分間のメールタイムを設けて、すべてのメールはその間に処理してしまう**というルールをつくりました。

届いたメールは、まず３つのフォルダーに振り分けます。

①すぐに返信が必要な緊急性の高いメール
②今すぐではないが返信が必要なメール
③挨拶《あいさつ》や報告など返信の必要がないメール

まず①のメールに返信をします。
②についてはなるべく24時間以内に返信します。すぐに返事ができないときは「後日、改めて返事をします」という旨の返信を書きます。
③は振り分けたところで処理は完了。返信はしません。
メールタイムにこれら３つの処理を完了させてしまうことが大切です。やり残すと、いつまでも「メールを書かなければ」と何かに追われているような気分になり、

それだけで自律神経が乱れてしまいます。

電話については、**仕事中、何があっても電話に出ない時間を決めて、その間は集中して仕事をこなすようにしています。**急患の呼び出しならともかく、「折り返し連絡が欲しい」という急ぎの電話であっても、基本的には出ません。携帯に履歴は残っているので、後からかければ失礼にはならないでしょう。

自分のペースを保つと仕事は早く終わり、ゆっくりと落ち着いて電話に応対することができます。仕事を中断されてイライラしながら電話に出るより、ストレスは減るので、健康面でも仕事面でも効果大なのです。

計画を立てることの一番の効果とは？

長い連休の前は、誰もが仕事を計画的に終わらせて休みをエンジョイしようとするでしょう。反対に、これといった計画もなく、同じような毎日が続くと、モチベーションは下がってきます。

計画を立てるのが、なぜいいのか。**計画を立てるためには、目標をつくらなければなりません。これは自律神経にいい影響を与える行動なのです。**

多くのスポーツ選手は、世界選手権やオリンピックなど、大切な試合に目標を定めてトレーニングメニューを組み立ててコンディションを整えます。アスリートの皆さんは、計画を立てること＝目標をつくって、身体能力や技術を上げているのです。

私が指導をしているオートバイレーサーの秋吉耕佑《あきよしこうすけ》選手は、2011年の全日本ロードレース選手権のシリーズチャンピオンに輝きました。日本ではトップクラスの実力がある選手です。秋吉選手は、毎年夏に鈴鹿《すずか》サーキットで行なわれる8時間耐久ロードレースでの優勝をひとつの目標にしていました。そこで、レースに向けてビシッとコンディションを整えたのです。

その結果、秋吉選手のチームは2011年のレースで優勝。2012年も連続で優勝し、見事2連覇を成し遂げました。

計画を立てると、目標に向かって準備をする過程でモチベーションが上がり、自律神経が安定して、いつも以上のパフォーマンスを発揮できるという効果があります。大きな目標に向かっていれば、小さなことでイライラしたり怒ったりする場面もなくなります。

これは、アスリートだけにかぎった話ではありません。

「どうも調子が悪いな」「最近イライラしているな」と感じるときは、「週末に映画に行く」「ドライブに出かける」「本を毎月5冊読む」など、小さなことでいいので、何かを計画してみてください。**計画を立てることは、時間を整理すること**でもあります。**時間が整理されると気持ちが落ち着きますから、自律神経も安定してきます。**

万が一、せっかく立てた計画が実行できなかったとしても、その都度新しい計画をつくれば問題ありません。計画が実行できなかったからと焦ったりイライラしたりすれば、元《もと》の木阿弥《もくあみ》です。過ぎたことをくよくよするのは、自律神経によくありません。気持ちをリセットして、新しい目標に向かいましょう。

疲れをコントロールする30分の法則

疲れがたまると怒りっぽくなることは、多くの皆さんが経験していると思います。疲れやストレスで自律神経は乱れやすくなるので、怒りっぽくなって当然です。

怒りをコントロールするには、疲れをためないように、日々のセルフメンテナンスが大切です。セルフメンテナンスと言っても、特別な道具などは必要ありません。

セルフメンテナンスを行なうために、私は30分をひとつの単位として行動することをおすすめしています。30分という時間は、長すぎず、短すぎず、何かまとまったことをするにはちょうどいい時間だからです。

だいたい、夕方4時頃を過ぎると、疲れて仕事が進まなくなってきます。それでもムリをして仕事を続けるという人が多いと思いますが、私はそんなときは**30分間休む**ようにしています。時計のアラームやタイマーなどを使って、きっちり30分間何もせずにぼーっとするのです。こうすると、自律神経が安定して、30分後にはもう一度スイッチをONにすることができます。もちろん、疲れが回復するほどではないのですが自律神経をリセットすると、集中力が回復します。

仕事の疲れを解消する方法として、私がおすすめしているのは、**夜30分間のウォーキング**です。夕食後から寝る1時間前までの間に、ゆっくりとしたスピードで歩いてください。私は、**約2キロのコースを30分かけて歩く**ようにしています。

仕事で疲れて帰ってから、さらに運動をするだけの体力はないと思われるかもしれませんが、夜の運動はメリットが大きいのです。

昼間、仕事をして疲れるのは、長時間同じ姿勢をしていることで筋肉が硬直し、血液の循環が悪くなるためです。夜、ウォーキングなどの軽い運動をすると、筋肉の硬直がほぐれ、末梢《まっしょう》の血液循環がよくなります。その結果、運動しないときよりも、かえって疲れがとれるのです。

血行がよくなると、自律神経の働きがよくなります。実際にデータをとってみると、**運動をしないときよりも、夜運動をしたときのほうが睡眠の質がよくなる**という結果も出ていますから、睡眠中の疲労回復効果も高まるのです。

ただし、決して激しい運動をしないでください。ウォーキングはいいのですが、ジョギングはNGです。夜の副交感神経が優位になる時間帯に激しい運動をすると、交感神経の働きが活発になってしまいますから、逆効果です。歩くときも、交感神経を刺激しない静かな場所を歩くのをおすすめします。

健康のためには朝に運動をしたほうがいいと思われがちですが、結論からいうと、**朝より夜に運動をしたほうがいいでしょう。**朝の運動にはさまざまなリスクがつきまとうからです。

朝は交感神経の働きが活発になる時間帯なので、血管が収縮し、筋肉も硬くなっているためケガをしやすいのです。昔は運動部などがよく朝練をしていましたが、ケガのリスクが大きいため、現在は早くても10時くらいに練習を始めるケースが多くなっています。

また、朝は心筋梗塞《こうそく》が増える時間帯でもあります。医療に携《たずさ》わる人なら、誰でも朝が危険な時間帯であることは知っているはずです。

朝運動をすると、仕事が始まる頃には体が疲れてしまうというデメリットもあります。私も、過去に運動をしてみたことがありますが、疲れた状態で仕事を始めることになるので、仕事の精度が落ちてしまうように感じていました。疲れているのでイライラしやすく、仕事にとっては決していい効果がなかったと思います。

朝は頭が冴《さ》える時間帯ですから、運動をするよりも頭を使うのに向いています。その時間に頭を使わないほうが、時間のムダです。

朝は、身支度に必要な時間より30分早く起き、本を読んだり、文章を書いたりするなど頭を使って過ごすのが理想的です。朝30分の時間を確保することで、いいアイデアを思いつくかもしれません。また、朝に時間の余裕があると、「遅刻してしまう」と焦って自律神経のバランスが崩れるのを避けられるので、自律神経にとってもいいスタートを切れます。「早起きは三文《さんもん》の徳《とく》」というのはあながちウソではないのです。

たった10分が成功率を上げる

恋人や友人と待ち合わせをするとき、あなたはどちらのタイプですか？

①いつもぴったりの時間に着くように出かける
②少し前に着くように出かける

①のぴったりの時間に着くように出かけると答えた人は、自律神経が乱れ、トラブルを起こしやすい状況に陥《おちい》る可能性が大です。

たとえば、忘れ物に気がついて家に戻らなくてはならなかったり、渋滞に巻き込まれたり、電車が遅れたりしたとき、焦りや緊張感が生まれて自律神経は乱れます。遅刻の言い訳をあれこれ考えるのも憂鬱《ゆううつ》になるものです。

自律神経が乱れると、集中力や判断力が正常に作動しないので、ミスや失敗が増える原因にもなります。朝の自律神経の乱れが１日を台無しにしてしまうのです。

自律神経のバランスという点から考えると、少し余裕を持って、少なくとも10分前には着くように出かけたほうがいいでしょう。

たとえ10分でも余裕があれば、アクシデントが起こったとしても、自律神経はそれほど乱れません。

待ち合わせに限らず、出社時間でも、会議でも、子どもの送り迎えでも同じことです。

たかが10分ですが、このわずかな余裕がイライラや怒りを遠ざけるのです。

3「怒り」を利用して調子を上げる

やる気を出し、午後の眠気を遠ざける方法

やる気が出ないときは、あえて交感神経の働きが活発になることをしてみると、元気が出てきます。

交感神経を活発にするには、余裕を持って行動するときと正反対の行動を取ればいいのです。簡単な方法としては、**時間を区切って、時間に追われながら行動してみると、交感神経は上がる**でしょう。

このときも待ち合わせと同じように時間は10分を目安にします。

まずは身の回りを掃除してみてください。たまっていた書類を整理するのでもかまいません。片づける場所を小さなエリアに区切って、最初の10分は上のひきだし、次の10分は2段目というように区切って片づけていると交感神経の働きがよくなり、頭も冴えてきます。このとき、タイマーやアラームを使うと、より刺激を与えられます。時間に追われるとプレッシャーを感じて何も手につかなくなる人は、プレッシャーを克服する訓練にもなります。

ある研究によると、何か作業をするときに終わりの時間が決まっているグループと決まっていないグループを比較してみると、終わりが決まっているグループのほうが疲労を感じづらく、集中力も高かったという結果が出ています。終わりの時間が決まっているグループは、脳の中の疲労を感じる部分が抑制されていたのです。

いつ終わるかわからない仕事をだらだらと続けるのは、疲れるだけではなく作業効率も落ちるということです。

とくに疲れている夕方の時間帯には「この仕事が終わるまで」と考えるよりも、「この仕事は○時まで」と区切ったほうが、仕事ははかどるでしょう。

このように、自律神経の作用をうまく活かしながら24時間を過ごせば、心身ともに充実した1日になります。

午後の眠気が強まる時間帯は交感神経を高めて、締切間際でイライラしているときは副交感神経を高める、という具合に自律神経の特性を活かせば、疲れを知らない体になれるでしょう。

テンションが低い朝を一気に上げるには？

朝は交感神経が優位になるものの、夜の余韻で副交感神経も比較的高いレベルをキープしています。脳がもっとも活性化する時間帯です。

この貴重な時間帯には、物事を深く考えたり、書いたり、アイデアを組み立てたり、発想力を必要とするようなことをするのが適しています。

前の日に保留にした難しい案件を片づけるのもいいでしょう。人間は午後になると疲労によって決断力が鈍り、作業効率も落ちると言われていますから、**難しい決断はなるべく午前中に回したほうがベストです。**

ところが本来ならば、朝は交感神経が優位に切り替わって、頭が冴えてくる時間帯のはずが、自律神経のバランスが乱れていると、朝なのに目が覚めないという状態になります。

朝から調子が出ない、なんとなく目覚めが悪いと感じるときは、あえて浅く速く呼吸をしてみましょう。交感神経の働きが上がり、体が休息モードから活動モードに切り替わります。

浅く速く呼吸をするには「ふっふっふっ」と短く速く息を吐きます。うまくいかないときは、両手を上げてから「ふっふっふっ」と息を吐くと、必ず浅い呼吸になるので試してみてください。

呼吸で交感神経を刺激すると、体が目を覚まして頭も冴えてくるはずですが、それでもテンションが上がらないときは、**あえて怒りの力を借りてみましょう。**

ただし、本当に怒る必要はありません。

鏡を見ながらしかめっ面をしたり、テレビのニュースにツッコミを入れたりしているとアドレナリンが分泌されて頭が冴えてきます。

アドレナリンは興奮すると分泌されますから、アクション映画のＤＶＤを眺めてみたり、ロックなど速いテンポの音楽を聴いたりするのもいい方法です。アドレナリンが増えるとテンションが上がるので、強制的に調子が上向きになります。

4 怒りの原因を遠ざける

なぜ、私のデスクには、はさみが5つあるのか？

怒りをコントロールする究極の方法は、**怒りが生じる環境をつくらないことです。**

たとえば、私のデスクや研究室には、場所ごとにはさみが５つ置いてあります。

職業上、たくさんの封書が送られてきますが、はさみを使いたいときに限って見当たらないと、イライラしながら探さなければならないので、その後、自律神経は長時間乱れます。頻繁に使う場所ごとに置いておけば、イライラの芽は摘み取れるのです。

１日中怒ってばかりいる人を見ていると、ちょっとした工夫をするだけでイライラしなくて済むケースが、案外多いように感じます。

通勤中の渋滞でイライラする人は、出勤時間を変えたり、通勤ルートを見直してみれば解決策が見つかるかもしれません。「ほかに方法はない」と思っていても、探せば見つかるものです。グリーン車を使って通勤するのもひとつの方法です。お金は多少かかりますが、ゆったりと座って本を読んだりヘッドフォンで音楽を聴いたりすれば、副交感神経が高まるので、すがすがしい気持ちで仕事に向かえるでしょう。帰りもリラックスできるので、疲れを癒《いや》せます。

毎朝、子どもの身支度に時間がかかってイライラする人は、子どもたちが手間取っている部分を見つけてサポートしてあげるといいでしょう。たとえば、洋服選びに時間がかかっているとしたら、前の晩に選んでセットしておくようにすれば、朝の時間は短くてすみます。全体的に時間が足りないのなら、たとえば起きる時間を10分でも早くしてみる方法もあるでしょう。

自分がどんなことでイライラしているかを思い出してみれば、自ずと答えがわかるはずです。そもそも、イライラしてからあれこれメンテナンスをするよりも、最初からイライラしないように策を講じたほうが効率的でしょう。怒りの火種をつくらないようにすれば、怒りが炎になって炎上することはあり得ないのです。

自分は常に苛立っていると思う人は、自分の怒りポイントを探してみてください。意外に簡単な方法で、怒る頻度を減らせるかもしれません。目先の節約を考えるより、自律神経を安定させる結果、得られるメリットのほうを優先すべきです。

私は、複数のはさみを用意したことで、少しばかりお金を使いましたが、怒りが減って自律神経が乱れなくなり、失ったお金以上のメリットがあったと思います。ちょっとした工夫で仕事がはかどるようになったり、人間関係がうまくいくようになります。さらに健康にもなるわけですから、怒りを遠ざけることで得られるものは数多くあるのです。

苦手な人とのつきあい方

誰にでも苦手な人の一人や二人はいるでしょう。

職場の上司、同僚、部下、親戚の人、姑《しゅうとめ》、近所の人、ママ友などなど、できれば会いたくないけれど、ときどきあるいは毎日、会わざるを得ない人がいるはずです。

巷《ちまた》では、苦手な人とつきあう方法をテーマにした本が書店に並んでいるくらいですから、誰もが何とか解決したいと切望している問題なのでしょう。

自律神経のバランスから考えると、苦手な人とはつきあわないというのが、究極のつきあい方です。

苦手な人とつきあうと自律神経のバランスが乱れます。何かトラブルが起きなくても、「早く話を終わらせたい」「今日は怒られないかな」「この人の話、長いんだよねえ」などと、ずっとネガティブな考えが頭の中で渦巻いています。それだけで交感神経は大きく崩れます。

私も以前は、嫌《いや》な人でも我慢をしてつきあったほうがいいのかと思っていました。そのほうが精神面で成長できると考えていたのです。けれども、自律神経の研究をするようになってから、苦手な人とのつきあいはスパッと止めてしまったほうがいいのだと気づきました。我慢を続けていると、自律神経も乱れ続けます。すぐに体に不調が出なくても、ボディーブローのようにジワジワと体を内側から蝕《むしば》んでいきます。

精神面でも、苦手な人と接しないほうが、いつでも気分を平静に保っていられます。無理して接するメリットはほとんどないのだと思い至ったのです。

電車に乗って「暑いな」と思ったときは、車両を移ったほうが自律神経は乱れません。咳やくしゃみをしている人が近くにいて不快に思うのなら離れたほうがいいですし、酔っぱらって吊革につかまってうつらうつらしている人からも身を守ったほうがいいでしょう。「嫌だなあ」と思いながら近くにいたら、苛立ちは募るばかりです。

それと同じで、苦手な人からもぱっと離れてしまえば乱れることもありません。

そうはいっても、苦手な人と会社の同じ部署で働いていて、接触を避けられない人もいるでしょう。そういう場合でも、必要最低限のつきあいにとどめておけばいいのです。仕事以外のことで話しかけられても、「今忙しいので」と逃げればいいでしょうし、会社帰りに飲みに行こうと誘われても断わればいいだけです。

「つきあいが悪いとうわさにならないか」と気に病む人もいるかもしれませんが、苦手な対象以外の人と普通につきあっていれば、問題ないでしょう。

もし、苦手な相手が怒りっぽい人なら、それこそ距離を置くべきです。

相手が怒りはじめたのなら、「なぜ私は今、叱られているんだろう」「この人の怒りは正当なのだろうか」と理由を分析してみてください。そこで反論しようとしたり、自己弁護をしても、ますます相手の怒りに火がつくので効果はないでしょう。自分の自律神経を守るためにも、こういう場面でも見ざる、言わざる、聞かざるが賢明です。

会わなくてもいい相手なら、会うのをやめましょう。どうしても会わざるを得ないときは挨拶をするだけにとどめたり、自分からは話を振らないことです。相手が話しかけてきても、相槌《あいづち》だけを打って聞き流していれば、それほどストレスを感じずにすむでしょう。

ところで、定年後に旦那さんが毎日家にいるようになってから、ストレスを感じるようになったという奥さんも多いようです。ストレスがたまって我慢できなくなり、離婚するという状況になるのを避けるために、やはり顔を合わせる時間を減らすのが一番かもしれません。できれば互いに趣味を持ち、日中は出かけて友人と楽しみ、夜は夫婦で一緒に過ごすようにすれば、ストレスはたまらないでしょう。あるいは**場所を変えるだけでも自律神経のバランスは変わる**ので、一緒に旅行に行くのもいいかもしれません。

アウェイに入らない

仕事上の人間関係でも、夫婦や恋人同士の関係でも「これを言ったらおしまい」という一言があります。

仕事なら、「こんな会社、やめてやる!」がそうでしょう。夫婦や恋人なら、「あなたに話してもわからないから」の一言は、相当なダメージを相手に与えます。

腹が立ったときに、勢い余ってその一言を言ってしまったがために仕事を失ったり、離婚したりするケースが少なくありません。

私の妻は医師ですから、時には私と医学的な見解で対立することもあります。妻とは本音を言いあえる仲だけに、お互いについ感情的になるときもありますが、そこでイライラしてしまうと建設的な議論になりません。

そこで、私は妻が感情的になっているなと感じたときは、ちょっと引いてアウェイには入らないようにしています。アウェイとは相手の精神的な領域という意味で、私は使っています。

相手の話にカチンときて、売り言葉に買い言葉とばかりに応酬が始まった時点で完全にアウェイ状態です。そのまま突き進めば、自律神経が乱れるだけでなく、人間関係も壊れてしまいかねません。

そこで、妻の話に相槌を打つだけにとどめたり、黙り込んだり、ほかの話題に切り替えたりして、**相手の話の勢いに乗らないようにします。**

相手がカッカしてきたなと思ったら、つられてカッカしないことです。**言い負かしてもメリットはひとつもありません。**相手からは恨まれて、いつか逆襲されるでしょう。

自律神経の乱れは、さらなる乱れを呼びます。ムダに神経をすり減らすより、自律神経の乱れを静めるほうを選べば、すぐに関係は修復するでしょう。

「誰も信じない」

私が普段心がけている方法をお教えしましょう。

それは、**「誰も信じない（Don't believe anybody）」**ということ。

まるで冷血人間のようですが、私たちのような医師にとって、重要な心構えなのです。

オペの最中は、事前にどれだけ念入りにチェックをして準備をしていても、想定外の事態はよく起こります。そこで動揺すると自律神経が乱れてオペに集中できなくなるので、患者さんにとっては致命的になります。

また、機械を信用しすぎるために起こる医療ミスがあります。とくに多いのはアラームに関連するミスです。

患者さんをモニターする機械には、容態が悪くなったときにアラームが鳴るものが多いのですが、機械が故障していたり、アラームを切っていたりすると容態が悪化してもアラームが鳴りません。アラームを信用しすぎて、患者さんを観察しないでいると、容態が悪化したときに手当が遅れるという医療ミスが起こります。たとえ相手が機械でも、**信用しすぎはハイリスク**なのです。

人間はどんなに気をつけていてもミスをするものであり、機械は故障をすることも誤作動を起こすこともあります。だから「これで完璧だ」と思い込むほうが危険なのです。それを防ぐために、常にチームで二重三重のチェックをしたり、オペ中に起きそうな事態をあらかじめ洗い出して対処法も考えておきます。

もしもあなたが部下に対して苛立つなら、「自分の指示通りに仕事をするはずだ」と信じているからでしょう。部下が作業を忘れていたときに怒りが頂点に達するなら、それだけ期待をしていたのが原因です。

それでは、最初から期待していなかったらどうでしょう。

部下がやるべき仕事を忘れていても、ミスしても、「まあ、そんなものだろう」と受け流せるはずです。

誤解しないでいただきたいのですが、何も相手の人間性を否定しろというわけではありません。**完璧な人間はこの世にはいないので、ミスをしたり、間違うものなのだ**

という前提で接したほうがいい、という意味です。

5 怒りをため込まない方法

旅行は自律神経をコントロールできる最高の環境

一生懸命働いた自分へのご褒美として、旅行に行くという女性は多いでしょう。女性は感覚的に、自律神経を整える方法を知っているのかもしれません。

じつは、**旅行に行くのも自律神経の回復にはとても効果的です。** 仕事を忘れ、家事も何もしなくていい時間は、日常のスイッチを完全に切っていられるので、もっともリラックスできる状態です。

以前、「美的」（小学館）という女性美容雑誌の取材で、軽井沢《かるいざわ》の旅館「星《ほし》のや」に行き、自律神経をモニタリングする企画を行なったことがあります。

星のやは、谷に集落があるようなリゾート地にあるので、自然を満喫できます。そこでモデルの方と一緒にネイチャーウォーキングをしてみました。

すると、バードウォッチングをしたり珍しい草花を発見したり、ワクワクするような体験をしているときは交感神経が活発になっていました。交感神経は疲れやストレスなどのマイナスのときだけではなく、驚きや感動といったポジティブな場面でも高まるのです。この**五感を刺激するような体験**はとても大切で、日頃の生活で眠っていた感覚が呼び起こされ、自律神経が活性化されるのです。

そしてのんびり散策しているときは副交感神経が活発になり、頂上に着いたときは安堵《あんど》感からか副交感神経が交感神経よりも優位になりました。

小刻みに交感神経と副交感神経が入れ替わっているのは、自律神経がそれだけ活発に反応している現われです。日常生活では、なかなかこういう動きは見られず、交感神経がずっと優位な状態が続くのが普通です。

森の散策が終わった頃には、交感神経と副交感神経を合わせたトータルパワーはひじょうに高くなっていました。

トータルパワーが高いと疲れにくく活動的になれるので、大自然でリフレッシュする効果がいかに高いのかがわかるでしょう。

効果てきめんだったのは、温泉の入浴後。ぬるめのお湯にゆっくりとつかり、サウナに入ったりリラックスルームでくつろいだりした後、自律神経を測ってみると、交感神経60％、副交感神経40％の理想的なバランスになっていました。

そのほか、おいしい料理を食べている最中は交感神経が上がったり、軽井沢への一泊二日の旅行で自律神経にいい刺激を与えられました。その結果、モデルさんは旅行に行く前は交感神経が84％、副交感神経が16％だったのが、帰る頃には交感神経は76％、副交感神経は24％と、あきらかに改善していました。

仕事ではなく、プライベートの旅行なら、もっと目覚ましい効果があったでしょう。

旅行に行くとリフレッシュできると以前から言われていましたが、それは自律神経のバランスを整えるからなのです。

最近、イライラしがちだなと思ったら、日常から離れて旅に出てみることもおすすめです。

なかなか旅行に行く時間がとれない多忙なビジネスパーソンは、会社の近くの公園で昼休みや仕事が終わった後にウォーキングするのもひとつのアイデアです。空を見上げ、風の匂いを嗅ぎ、ゆっくり歩く。たったそれだけでも自律神経の乱れはかなり改善されます。

忙しいからこそ、自律神経を回復する時間をつくる。これが怒りをため込まない秘訣です。

手書きで「怒り日記」をつける

イライラしたり、怒ってしまった日は、夜、その日の出来事と自分の気持ちを文章にしてみるのをおすすめします。書くことで、怒りはより鮮明に意識されます。**怒りを文章にすることは、心のデトックスになるのです。**

「嫌なことは早く忘れたほうがいいのでは?」と思うかもしれません。

しかし、無理やり忘れようとすると、その気持ちが澱《おり》のようにたまっていき、余計

［図3］
「怒り日記」をつけよう

年　月　日（　）天気

① 今日一番悪かったこと（怒ったこと、イライラしたこと）
例）スーパーの順番待ちで、店員の仕切りが悪くイライラした

② 今日一番よかったこと
例）担当しているプロジェクトが成功した。それで上司にも褒められた

③ 明日の目標
例）苦手なA上司に、元気な挨拶をしよう

怒ってしまった日の夜は、「怒り日記」で心のデトックスを。
このフォーマットの順番で、ゆっくり丁寧に手書きで書くことが重要

にストレスになってしまいます。**封じ込めるよりは、解放したほうが、嫌な気持ちを引きずらないのです。**

ツイッターやブログに日常の出来事を書き込んでいる人もいると思いますが、できれば日記帳に書いたほうがいいでしょう。単純に、ツイッターやブログは大勢の人の目に触れるので、もはや好きなことを書ける場ではありません。

日記は手書きの普通の日記帳でもいいですし、パソコンで打ち込むのもいいと思います。ただ、やはり自律神経の面から効果が高いのは文字を書くほうでしょう。私は忙しくてイライラしているときほど、カルテの字を**ゆっくり丁寧に書く**よう心がけています。そうすると、気持ちが落ち着いてくるのです。写経と同じ効果があるのかもしれません。

日記は、書く順番が重要です。

①その日、一番悪かったことを書く

こんな場面で怒った、こんなことを言われてイラッときた、こんなことで失敗したなど、思いつく限り書き出しましょう。

たとえば友人とトラブルがあったのなら、「ケンカをした」とだけ書くのではなく、友人のどのような言動に対して怒りを感じたのかを、できるだけ具体的に書きましょう。

「朝の満員電車でグッタリした」「スーパーの順番待ちでイライラした」など、些細な出来事でもかまいません。書き出してみると、自分がどのようなシチュエーションで怒りやすいのかがわかります。

②その日、一番よかったことを書く

上司に褒められた、担当したプロジェクトが成功したなどのビッグニュースもあれば、電車でお年寄りに席を譲ったら感謝された、外食したお店の料理がおいしかった、などの小さなニュースもあるでしょう。書いているうちに前向きな気持ちが芽生えてくるはずです。

③明日の目標を書く

目標を立てると、自分が明日するべきことが明確になり、「明日も頑張ろう」とい

う気持ちになるでしょう。

目標は「明日は1回人を笑わせよう」「無愛想な部長に、元気よく挨拶をしよう」といった、小さな目標でかまいません。目標を立てると、それを達成したときに満足感が生まれるので、自律神経にもよい影響を与えます。

この順番で日記を書くと、1日のうちのよかったことを考えてから眠りにつくので、自律神経が安定しやすくなるのです。副交感神経がアップして、リラックスした状態で眠りにつけます。

日記はそれぞれ1、2行書けば十分です。長い文章を書く必要はありません。

くれぐれも反対の順で書かないこと。1日の終わりに悪かったことや失敗したことを考えてしまうと、怒りが復活して安眠できなくなります。

最悪なのは、怒りを「なかったもの」とすること

なぜ、「怒り日記」をおすすめするのか。その理由をもうすこし詳しくお話ししましょう。

人は誰でも怒りから解放されたいと願っています。

けれども、社会生活を営む限り、怒りを完全に消すのは不可能です。

怒りのコントロールをテーマにした本やブログの中には、怒りを感じることそのものがまるで悪であるかのように書かれているものもありますが、私は、怒りは人間の持つ自然な感情であって、決して悪い感情ではないと考えています。

たとえば、正義の怒り。世の中の悪や不公平に対して怒りを感じ、より住みやすい社会をつくろうと求めるのは、むしろ重要な感情です。こういう怒りが世の中を変える原動力になるので、消そうとするよりはその感情をモチベーションにして行動に移すべきです。

怒りのコントロールを考えるときに、怒りを別の感情に変換してコントロールしよ

うという試みがありますが、これはむしろ体に悪いのでおすすめできません。

同僚が先に出世して「あいつ、うまくやりやがって。悔しい！」と思ったとします。このとき「悔しい」と思わないように感情を抑え込んで、代わりに「あいつ、すごいな」「あいつ、頑張ったな」というふうに置き換えると、怒りを感じなくて済むといわれています。

果たして、そうでしょうか？

表面上は怒りが消されているように見えますが「悔しい」という気持ちを封じ込めると、逆にストレスがたまります。ストレスをためていると体に不調を来《きた》すことになるので、やはり**怒りは怒りとして処理するべき**なのです。

では、具体的にどのように処理すればいいのでしょうか。

いきなり怒りを爆発させないように、まずは沈黙を保つべきだと説明しましたが、**沈黙の後は、怒りに向き合わなければなりません。**

一般に、日本人は欧米人に比べて怒りを表現しないと言われています。また、男女では男性のほうが怒りの感情を表現することが少ないようです。

怒りの強さや内容にもよりますが、怒りを感じた後しばらくすると、怒りの感情はいくらか和《やわ》らいできます。渋滞でイライラした程度のちょっとした怒りなら、気晴らしに遊びに出かけたり、友人と話しているうちに忘れてしまうでしょう。それで忘れられる怒りなら、気にする必要はありません。

もっと深刻な怒りになると、気晴らしでは効果がありません。そのような怒りに対しては、もう少し細かく怒りの原因や理由を考えてみる必要があります。

私が、怒りに対処する方法として、**「怒り日記」を書く**ことをおすすめするのは、書くことで、怒りに対する自分の気持ちや考えが鮮明に意識できるようになるからです。

その後で、解決策を考えましょう。

先に出世した同僚に対する悔しさを克服するなら、自分も頑張って評価を上げる方法を考えるべきでしょう。恋人とケンカをしたなら、仲直りする方法を考えなくてはなりません。

この方法は、ＰＴＳＤ（心的外傷後ストレス障害）などに対して行なわれる治療とよく似ています。

大切なのは、**最初から怒りがなかったことにしてはいけない**という点です。

怒りで終わらせずに**解決策を考えたときに、初めて怒りをコントロールできるのです。**

1日ひとつだけ怒ると決める

今まで怒りっぽかった人が、いきなり怒りをゼロにするのは難しいかもしれません。

急激なダイエットにはリバウンドが来るように、怒りを極端に我慢するとその反動がくる恐れもあります。

そういう人は、**怒るのは1日ひとつだけと決めておきましょう。**

朝、子どもを学校へ送り出すときに「早くしなさい！」と怒ってしまったら、1日分はそれで終わりです。夕方、学校から帰ってきた子どものテストの点数が悪くても怒ることはできません。それでは困るなら、朝の怒りは呑《の》み込まなければならないでしょう。

1日ひとつだけ「ここぞ」というときに怒るためには、怒りを厳選しなければなりません。**イライラしそうになったら、ゆっくりと呼吸をして、今が怒るべきときかどうかを考えてみるのです。**

街中で「どうして、いつも言うことを聞かないの！」と怒っている親御さんと泣いているお子さんの姿をよく見かけますが、どちらも自律神経が乱れているのは確実です。「こんなところで泣かないの！」とますます親御さんは苛立ち、怯《おび》えてお子さんは泣き続ける、という悪循環に陥っています。このような場面では、その場で怒るべきかどうかをまず考えます。人前で怒らなくても、家に帰ってから怒ってもいいでしょう。

最近、子どもの便秘が増え、小学生の4割が便秘に悩んでいるというデータもあります。塾通いなどでストレスがたまっているのも原因ですが、親があまりにも厳しすぎるとストレスで自律神経が乱れて便が出なくなってしまうのです。子どもは自分の考えをうまく主張できないので、反論もできずに、親の怒りをそのまま受け止めるしかありません。

親も怒ることで自律神経が乱れて苛立ちがおさまらず、余計に子どもの一挙手一投足が気に障《さわ》ります。怒りの連鎖を断ち切るためにも、怒るべき場面を選ぶように意識していると、やがて子育ての苛立ちから解放されるでしょう。

「子どもはこんなもんなんだ」と受け止められるようになります。

第6章

それでも怒ってしまったときの「意識法」

怒りをエスカレートさせない「意識法」

たとえば、私が不在のときに、誰かが私宛に電話をかけてきたとしましょう。

そのときに電話をとってくれたスタッフは「電話があったことを伝えておきます」と電話の相手に伝え、メモを書いて私の机の上に置きました。ところが、その後、メモの上には次々と書類が置かれ山積みになってしまいます。私が机に戻ったときには、書類しか目に入らずメモの存在に気づきません。

翌日、同じ相手から電話があり、開口一番「急ぎの電話だったのに、どうして連絡してくれないんですか」と非難がましく言われます。

こういう場合、たとえ自分のミスではなくても決まりが悪くなるものです。

謝罪して電話を切った後、「何で私が怒られなくちゃいけないんだ?」「電話に出たのは誰だ!」「そんなに急ぎだったら、何度も電話してくれればいいのに」など、さまざまな思いが押し寄せて、イライラするでしょう。

いくら怒りが体を傷つけるとわかっていても、怒らずにはいられない場面は多々あります。

しかし、その後の対処によって、すぐに平常心に戻れるか、怒りがエスカレートして制御できなくなるかに分かれます。

怒りをエスカレートさせないための第一歩は、まず**自分自身が怒っていることを「意識する」**ことです。怒りは、自覚するだけで50％抑えられます。

- **自分は今、怒りを感じているのか？**
- **どんな状況で怒ったのか？**
- **何に（誰に）対して怒っているのか？**
- **何が怒りの原因なのか？**

これらを怒りながら考えてみるのです。

怒っているときは冷静な分析などできないと思うかもしれませんが、その場合は、**「怒り続ける必要はあるのか」とまず問いかけてみましょう。**何十分も怒り続けて、相手は本当に反省してくれるでしょうか。自分が怒り疲れるだけかもしれません。

分析を始めても一向に冷静になれない場合は、トイレに行くなどして**強制的にその場から離れること。電話なら、いったん切ります。**

または、**相手が着ぐるみを着ている姿を想像してみるのもいい**でしょう。どんなに怖い人であっても、心の中で着ぐるみを着せればマヌケな姿になり、怒りが小さくなるはずです。

そうやっていったん気持ちを落ち着かせてから、怒りについて自問自答してみましょう。

このとき、できるだけ**自分の気持ちや感想を入れないで、実際に起こったことをあきらかにするようにします。**第三者の視点から、客観的に見るように意識するのが大切です。なぜなら、「あいつが悪い」と憤《いきどお》っている限り、自律神経は乱れてコントロールできないからです。

たとえば、先の例なら「何で私が怒られなくちゃいけないんだ?」と湧《わ》き起こる怒りを意識しながら、実際に起こったことを整理してみます。「残してくれたメモが書類に埋もれていた」「先方の急ぎの用件が私に伝わらなかった」の2つが起こったことです。であれば、やるべきことは、速やかに相手からの用件に対応することと、急ぎの用件の取次方法や、電話のメモの取次方法を改善すること。私が怒り続ける意味もないと気づくことができるのです。

怒っている自分を意識する。それだけで交感神経がはねあがるのを抑えられるので、乱れの幅を最小限にとどめられます。

メリット・デメリットを考える

そもそも、怒りによって得られるものはあるのでしょうか。

ガミガミ怒ると、怒る側はずっと交感神経が乱れているので、興奮がおさまらずに、「この辺でやめておこう」とはなかなか思えません。何十分怒っても足りない気がして、ずっとネチネチ言い続けたりします。疲れて怒るのをやめたときも気分はモヤモヤし、その日はずっと嫌《いや》な気持ちを抱えたままになるでしょう。仕事帰りに同僚と飲みに行っても、お酒では一時的にしか気分は晴れません。

怒られる側も、交感神経は乱れます。怒られれば怒られるほど焦りや苛立《いらだ》ちが高まり、場合によっては相手を恨む気持ちが生まれるでしょう。

どう考えても、**怒りは双方にとってデメリットしかありません。**

怒った結果、いいことがあるのなら怒り甲斐もあるでしょうが、悪い結果を招くのであれば、怒る意味がないでしょう。

部下の行動に苛立っても、目的は怒ることより、仕事を遂行させることのはずです。それならできてない事実を「できてないよ」と伝えるだけで十分ではないでしょうか。やり方が間違っているのなら、教えれば問題は解決します。

そこで「自分で考えろ！」と突き放したところで、相手はまた同じ失敗を繰り返すかもしれません。それに耐えられるのなら教えないという選択もありますが、無理ならすぐに教えてあげたほうが得策です。時間をムダに費やさずにすみ、今後の自分の負担も減ります。やはり、怒らないほうがメリットは多いでしょう。

本気で怒らずに、怒っている様子をパフォーマンスとして見せるのならやってみる価値はあるかもしれません。自律神経もそれほど乱れないでしょう。

緊張と不安と怒りに効く「5つの質問」

怒りを意識するのと同じような方法を、アスリートに対して、よく指導しています。

トップアスリートでも、大切な試合のときはどうしても精神的に動揺したり、過度に緊張して本来の力を発揮できなくなるものです。そうなってしまう最大の原因は、**「不安」**です。

緊張している理由がはっきりとした形になっていないと、選手は漠然とした不安を感じます。**不安になると防御機能が働いて、ますます緊張度が高まって本来の力を発揮できなくなってしまうのです。**

このようなときに、**「なぜ緊張しているのか?」「何に対して緊張しているのか?」**など、緊張の原因を次の5つのポイントで**自問自答する**ようアドバイスしています。

①自信がないから？
②初めてだから？
③体調が悪いから？　体調が崩れる環境にいないだろうか？
④予想外のことが起こっていないか？
⑤プレッシャーを感じる理由は？　余裕がない理由は？

試合前のアスリートだったら、
・自信がないから緊張しているのか？
・初めての会場だから？
・暑いから？　寒いから？
・あまりにも観客が多いから？
・今日の試合で大きな大会への出場が決まるから？

というように、緊張の中身を具体的に掘り下げます。

原因がわかったら、対処法を考えればいいだけです。漠然とした不安のように、正体が見えないものに関しては手の施《ほどこ》しようがなくても、不安の正体が見えたら、何をすべきかが見えてきます。

自信がないのなら、今まで自分がやってきた稽古や訓練を振り返ってみます。毎日何時間も練習した、前回失敗したことも克服できた、そう思い出しているうちに、だんだん落ち着いてきます。「自分を信じる」というのはこういう状態なのかもしれません。

寒さや暑さが原因なら、直前まで上着をはおるとか、簡単に体を温めておく、日陰に入るなど、いくらでも対処法はあります。

観客が多くて緊張しているのなら、自分は何のために今日パフォーマンスをするのか、とそもそもの理由を考えてみます。

ただし、あまりリラックスしすぎるといいパフォーマンスができなくなるので、適度な緊張感を保てるような状態をキープすることが、本番では何よりも重要なのです。

それでも、しつこい怒りは「引き出し」に収める

万策を尽くしても、腹が立って仕方がないときはあるでしょう。

そんなときは、どうしたらいいのでしょうか？

私がおすすめするのは、怒りをそのまま、そっと「引き出し」に収めること。つまり、いったん保留にして放っておくのです。怒りを引き出しにしまう姿を想像してみるか、それができないなら紙に怒りの原因を書いて実際に引き出しにしまってもいいでしょう。**引き出しに入れてしまったら、なるべく見ないふりをして、表面上は知らん顔をしているようにします。**その間に自律神経のコンディションを立て直します。

有名な巌流島《がんりゆうじま》の戦いでも、待たされてイライラした佐々木小次郎《ささきこじろう》は、悠々と遅刻して着いた宮本武蔵《みやもとむさし》に負けてしまいました。

カッとなって、平常心を失っているときは冷静な判断ができません。

まず、1対2の呼吸法を使って、過剰になった交感神経を下げ、クールダウンしましょう。1対2の呼吸法によって、副交感神経の働きが上がり、頭の中もクリアになってくるはずです。

その状態になってから引き出しに収めた怒りを、もう一度取り出してみてください。

そうすることで、怒りの原因やどこに問題があるかなどがよくわかるようになります。問題の解決法が見つかるかもしれませんし、効果的な対処法も考えられるでしょう。**怒りからしばらく意識を離すと、冷静な判断ができるようになります。**

一生のうちには、どうしても許せないこともあるはずです。そのような**強い怒りは、忘れないで引き出しにしまっておくと、自分を突き動かす大きなエネルギーになるでしょう。**世の中の革命はそうやって起きるのです。

スティーブ・ジョブズ氏は、会社役員との間に軋轢《あつれき》が生じて、一時はアップル社から追放されました。自分で創った会社を追放されたジョブズ氏が引き出しにしまっていた怒りの大きさは計り知れません。しかし彼はその後10年以上経ってから、ＣＥＯとしてアップル社に復帰すると着実に業績を回復させ、コンピュータだけでなくｉＰｏｄやｉＰｈｏｎｅといった画期的な商品を次々と発売しました。新商品の発売前夜には世界中で行列ができるようになりました。もし、ジョブズ氏が追放されていなかったら、革命的な製品は生まれなかったのかもしれません。

しつこい怒りほど、内包されるエネルギーは大きいので、いつかプラスのエネルギーに変えられるのだと信じて、そのときが来るまで大事にしまっておきましょう。

怒るべきときは怒る

とはいえ、怒るべきときに怒るのは、私たちの体にとっても、社会にとっても非常に大切なことです。

時には怒りを表現して、自分の気持ちや主張を伝える必要があるでしょう。

大ヒットした映画「ダイ・ハード」シリーズの一作目は、主人公のマクレーン刑事が奥さんを助けるために強盗やテロリストと戦います。彼は、大切な奥さんを危険に晒《さら》している強盗やテロリストに激しい怒りを感じながらも、どうすれば問題を解決できるのかを冷静に考え、行動し、最後には、無事に奥さんを救出するというストーリーです。

映画の中で、主人公のマクレーン刑事は、四六時中激しい言葉を使って、敵や味方の刑事に怒りをぶつけます。

それでも、見終わるとなんとなくすっきりした気持ちになるのは、事件が解決したからだけでなく、正しい怒りをぶつけることにある種の快感があるからです。勧善懲悪は日本人が昔から好きなテーマですが、それも悪が裁かれ、正しい怒りが認められるからでしょう。

正義のためなど、怒るべきときに怒ると、脳内には快楽物質であるエンドルフィンが分泌されます。

もちろん、これまで述べてきたように、怒りはあなたやあなたの周囲の体を傷つけ、人生を無茶苦茶にしかねませんから、吐き出さないほうがいい。しかし誰から見ても正しいと思えることに対しては怒りを表現したほうが、自分の精神状態にも、まわりの人々の精神状態にもいいのです。

考えられた正当な怒りは人々を守り、社会の悪を正す機能を果たします。日本の政治は、今はまったく機能していませんが、本来はそういうものであるはずです。

大きな怒りと向き合えば、日々の小さな怒りはどうでもよくなるものではないでしようか。

ジェラシーや後悔には、思い切り涙を流すことも必要だ

時間をかけて準備をしてきたプロジェクトが突然打ち切りになった。

いつも上司の気まぐれに振り回される。

婚活していない友だちのほうが先に素敵な男性と結婚した。

毎日頑張っているのに誰もわかってくれない。

玉突き事故に巻き込まれた——。

私たちは想定外のトラブルや事故に巻き込まれる場面が多々あります。

「私はこんなに頑張っているのに、どうしてツイてないんだろう」

「誰も何もわかってくれない」

誰でも、世間を恨みたくなる気持ちになるときはあるでしょう。長い人生の中に

は、どうにも我慢できない怒りがたくさんあります。

もしうまくいかないことが重なったら、時には大いに悔し涙を流してみるのもいいでしょう。中国では、涙には心を清める効果があると考えられていますが、**泣いて、すっきりして気分をリセットしたら、自律神経のバランスも回復します。**

何事もとらえ方ひとつで、プラスにもマイナスにも働きます。

「あのとき、こうしておけばよかった」という後悔がなければ、次のステップへ進むことはできません。後悔を活かして、二度と同じ過ちを犯さないように気をつけるでしょう。そうやって人は成長していくのですし、後悔からアイデアが生まれる場合もあります。

棋士の羽生善治《はぶよしはる》さんは著書の中で「負けは変化のキッカケになる」（『大局観』角川書店）と述べています。

何が悔しかったのか？　後悔の中身は何か？　など、感情に流されず、きちんと分析すれば、悔しさや後悔は次のステップに進む大きなエネルギーにできるのです。

終章

怒らなければこの1割もうまくいく

怒りは自己満足にすぎない

何を隠そう、私は自他ともに認める短気な性格の人間です。

数年前まで、私は毎日のようにイライラし、怒鳴《どな》り散らす人そのものでした。スタッフのミスに怒り、学生の態度に怒る私の怒声は、大学構内のふた部屋先まで聞こえると言われていたほどです。「なんで皆私を怒らせるんだ」と自分をイライラさせる人や物に怒り、忙しいからと眉間《みけん》にしわを寄せて早足で移動し早口でまくしたてる。感情にまかせて怒鳴り散らしたことも幾たびとありました。

怒ってしまうのは仕方がないと半ばあきらめていました。そして今思えば、怒ることで自分の正しさを人に伝えられると思っていたのかもしれません。


しかし、ある人との出会いが私の考えを変えました。この話は、すでに別の本に書いたので詳しくは省きますが、おだやかな笑顔で人並はずれた努力を重ねる彼の姿を見て、私はすぐに怒り出す自分が恥ずかしくなったのです。そうして、彼と自律神経の研究を重ね、自律神経のバランスが数値として目に見えるようになった今、怒りをいかにコントロールできるかが人生の質を決めると言っても過言ではないと、確信を持って言えるまでになったのです。

怒りをコントロールできれば、ほかの健康法はいらない

私たちは、毎日、数えきれないほどの怒りを感じながら生活しています。

家を出てから職場にたどり着くまでの間にも、人とぶつかったり、踏切でつかまったり、雨に降られたり、忘れ物をしたり、暑かったり寒かったり、上司に小言を言われたり、怒りを感じる場面は絶え間なくあります。

怒りが私たちの健康に多大な悪影響を及ぼすことは、第3章で説明したとおりです。私たちの体はとても繊細なので、**ちょっと「嫌《いや》だな」と思うだけでも、自律神経が乱れ、血管が収縮して末梢《まっしょう》神経の血行が悪くなります。**それだけでも体にダメージを与えるのですから、日々の怒りをコントロールする大切さは想像に難くないと思

います。

どんなに体にいいものを食べて、ビタミンCで活性酸素を取り除いても、毎日ウォーキングやストレッチなどの運動を続けていたとしても、**怒ってしまえばすべて台無しです。**怒りで自律神経が乱れている限り、体は傷ついてしまう一方だからです。

つまり、**怒りのコントロールさえできれば、ほかの健康法は必要ない**と言っても過言ではありません。

もちろん、いくら「怒り」が体を傷つけるからといって、怒りそのものを消し去ることは現実的に不可能です。人は怒らずにはいられないものであるという事実をふまえて、怒りとどのようにつきあうのかを考えなければ、怒りをコントロールできません。合理的に怒りをコントロールする方法を伝えたいという思いで、私はこの本を書きました。

怒りをコントロールすることは、人生の質を上げることだとも言えます。

本書ではさまざまな方法を紹介してきましたが、これは怒りを爆発させて数々の失敗を繰り返してきた、私の経験からはっきりといえることなのです。

だから10割うまくいく

「怒らなければ10割うまくいく」

じつは、これが、私の人生訓です。

私の経験から言えば、少なくとも、怒ったら10割失敗します。

怒らなければ10割後悔しないと言ってもいいでしょう。

あのとき感情にまかせて言ってしまった一言で、人間関係が終わってしまったというような経験はありませんか。人間関係が終わるということは、人生のひとつのチャンスも断たれてしまうということです。


怒りたいこともあるでしょう。

激怒したいときもあるでしょう。

でも、あのとき、怒る必要はあったのでしょうか。

怒り方を考えればよかったのではないでしょうか。

怒らなければ、実力以上の力を出すこともできます。

だから、怒らなければ、人生は9割よくなる。


物事の結末を振り返れば、怒りは必ず物事を悪い方向へ向かわせます。

怒るから不安になる。

怒るから後悔をする。

不安や緊張や後悔を感じると、血流は明らかに悪くなります。血流が悪くなると、脳の動きも鈍るので、当然思考も冴えなくなります。細胞に酸素が行き届かなくなり、血管は傷つき、酸化し、体に大きな負担がかかる。すると血流はまた悪くなり、思考も鈍く、仕事の効率も落ちる。

先ほど、怒らなければ他の健康法はいらないと言えるほど、怒りは体を蝕《むしば》むという話をしましたが、怒りの本当の恐ろしさは、じつはこのような悪循環にあるのです。


この負のスパイラルを断ち切れれば、人生はさらに1割よくなると言えるでしょう。

別の人生が待っている

「もしも、あのとき、こうしていたら」と後悔する場面は誰にでもあるでしょう。もし、あのとき感情にまかせて怒らなければ、あのとき不機嫌《ふきげん》な態度をとらなければ、その後に続く未来を変えられたかもしれません。

最初に怒らないほうの扉を開けていたら、それ以上何も起こらず、平穏な生活を送れたでしょう。それを怒るほうの扉を開けてしまったがために、最悪の道を突き進んでしまったわけです。

第1章で、ＳＦ小説では、今自分がいる世界とは別に、どこかに同じ世界があるというパラレルワールドがよく題材に取り上げられるというお話をしました。些細《ささい》な違いで分かれた別の世界が、どこかに存在するのではないか、という話です。

人生は、進んだら後戻りはできないので、最初の扉を選ぶ段階で「自分はどちらの扉を選ぶべきか」と考えて、踏みとどまらなければなりません。

負のスパイラルの人生を歩むか、長生きではつらつと充実した人生を歩むか、その違いは些細な怒りが生んだ、些細な違いのパラレルワールドのようなものなのかもしれません。

専門医である私だからこそ、今まで誰も書いてこなかった怒りの本質を書かなければという使命感で、この本ができました。

本書の中の怒りのコントロール法をひとつでもいいので、今からぜひ実践してみてください。

誰より短気で怒りっぽい私が変われたのですから、この本を読んでくださったあなたなら、必ず変われます。

●取材協力／ＷＩＮフロンティア株式会社　http://winfrontier.com/
ウェアラブルセンサによる自律神経モニタリングをベースとした
測定サービス「Lifescore」を提供

切りとり線

★読者のみなさまにお願い

この本をお読みになって、どんな感想をお持ちでしょうか。祥伝社のホームページから書評をお送りいただけたら、ありがたく存じます。今後の企画の参考にさせていただきます。また、次ページの原稿用紙を切り取り、左記編集部まで郵送していただいても結構です。

お寄せいただいた「100字書評」は、ご了解のうえ新聞・雑誌などを通じて紹介させていただくこともあります。採用の場合は、特製図書カードを差しあげます。

なお、ご記入いただいたお名前、ご住所、ご連絡先等は、書評紹介の事前了解、謝礼のお届け以外の目的で利用することはありません。また、それらの情報を6カ月を超えて保管することもありません。

〒101-8701（お手紙は郵便番号だけで届きます）
祥伝社　書籍出版部　編集長　岡部康彦
電話03（3265）1084
祥伝社ブックレビュー　http://www.shodensha.co.jp/bookreview/

◎本書の購買動機

＿＿＿＿新聞の広告を見て	＿＿＿＿誌の広告を見て	＿＿＿＿新聞の書評を見て	＿＿＿＿誌の書評を見て	書店で見かけて	知人のすすめで

◎今後、新刊情報等のパソコンメール配信を　　希望する　・　しない

（配信を希望される方は下欄にアドレスをご記入ください）

@

※携帯電話のアドレスには対応しておりません

100字書評

「怒らない体」のつくり方

住所

名前

年齢

職業

「怒《おこ》らない体《からだ》」のつくり方《かた》

平成26年３月20日　初版第１刷発行
平成26年８月10日　　　第２刷発行

著　者　小《こ》林《ばやし》弘《ひろ》幸《ゆき》
発行者　竹内和芳
発行所　祥《しよう》伝《でん》社《しや》

〒101-8701
東京都千代田区神田神保町3-3
☎03(3265)2081(販売部)
☎03(3265)1084(編集部)
☎03(3265)3622(業務部)

印　刷　萩原印刷
製　本　積信堂

ISBN978-4-396-61465-2 C0030　Printed in Japan
祥伝社のホームページ・http://www.shodensha.co.jp/